兰溪百草文化

林　鹏　林马松　编著

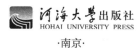

河海大学出版社
HOHAI UNIVERSITY PRESS
·南京·

图书在版编目（CIP）数据

兰溪百草文化 / 林鹏，林马松编著 . -- 南京 ： 河海大学出版社， 2020.9
（婺文化丛书 / 方宪文主编）
ISBN 978-7-5630-6408-3

Ⅰ．①兰… Ⅱ．①林… ②林… Ⅲ．①中国医药学－文化－介绍－兰溪 Ⅳ．① R2-05

中国版本图书馆 CIP 数据核字（2020）第 116966 号

丛 书 名 / 婺文化丛书
书　　名 / 兰溪百草文化
　　　　　LANXI BAICAO WENHUA
书　　号 / ISBN 978-7-5630-6408-3
责任编辑 / 毛积孝
策划编辑 / 梁　婧　许苗苗
特约编辑 / 李　路　孟祥静
特约校对 / 王春兰
装帧设计 / 周国良　刘昌凤
出版发行 / 河海大学出版社
地　　址 / 南京市西康路 1 号（邮编：210098）
电　　话 /（025）83737852（总编室）
　　　　 /（025）83722833（营销部）
经　　销 / 全国新华书店
印　　刷 / 三河市双峰印刷装订有限公司
开　　本 / 880 毫米 ×1230 毫米　1/32
印　　张 / 7.75
字　　数 / 177 千字
版　　次 / 2020 年 9 月第 1 版
印　　次 / 2020 年 9 月第 1 次印刷
定　　价 / 59.80 元

序

　　兰溪中医药文化底蕴深厚，自宋以来有记载的名医就多达 70 余人，郭时芳、何凤、王镜潭、童文均为其中翘楚。1919 年兰溪创办中医专门学校，聘请嘉定名医张山雷担任教务长，开创了中医由师承教育向课堂教育发展之先河，是全国较早推行中医药规范教育的县市之一，从而助推了兰溪中医药业的发展。由于过去的中药业是私家经营，甚至连帮工、伙计都以自家人为主，因此药业加工、炮制等一系列手工艺，靠父子相承，世代相袭，这就形成了中医药业世家。自明清以来的数百年间，以诸葛氏族人为主体的药业世家不计其数，若包括在全国各地经营中药业，后举家迁居于外的诸葛氏药业世家，则更为可观。明末清初，瀫西诸葛、永昌、游埠、双牌、厚仁、女埠一带药商自成体系，业务技术精湛，资金实力雄厚，中药行店遍布大江南北。清中期至民国，兰溪人在华东、华中、华南、华北开设的中药行店不下 500 家，仅金、衢、严、处、温 5 府中 19 县统计，就达 326 家，从业人员不下 5 000 人，这就形成了兰溪独特的中医药文化。

　　中华人民共和国成立以来，特别是改革开放以来，医药企业作出了应有的贡献，使我市成为全国中医药先进县市，药品工业基础比较坚实，拥有"国家火炬计划天然药物产业基地"和"中国天然植物药先进制造业基地"等金字招牌，是浙江省中成药主要生产区域之一。浙江康恩贝集团有限公司、浙江天一堂药业有限公司、浙江一新制药股份有限公司等，主要生产中药类产品，产业特色明显。

"天一堂"商标被评为浙江省著名商标，公司也先后获得浙江省"五个一批"重点骨干企业中的优秀企业、省高新技术企业、省技术创新优秀企业、浙江省首批诚信示范企业等荣誉称号。重振雄风的浙江天一堂药业有限公司青出于蓝而胜于蓝。2017 年，浙江天一堂药业有限公司被兰溪市人民政府授予"中医药文化教育基地"称号。浙江康恩贝集团有限公司经过 40 余年发展，现已成长为一家实施全产业链经营，集药材种植、提取、研发、生产、销售于一体的大型医药上市企业。目前，公司有员工近万名，注册资本 251 073 万元。浙江康恩贝集团有限公司注册地为浙江省兰溪市，管理总部设在浙江省杭州市，产业布局涵盖浙江的杭州、金华、兰溪，以及江西、云南、内蒙古、四川、贵州、黑龙江等地。浙江康恩贝集团有限公司旗下拥有浙江康恩贝中药有限公司、浙江金华康恩贝生物制药有限公司、云南希陶绿色药业股份有限公司、江西天施康中药股份有限公司、浙江康恩贝医药销售有限公司、杭州康恩贝制药有限公司、上海康恩贝医药有限公司、浙江康恩贝药品研究开发有限公司、内蒙古康恩贝药业有限公司、贵州拜特制药有限公司等多个颇具规模和实力的全资及控股子公司，浙江康恩贝集团有限公司足迹遍及大江南北。集团已成为全国中药二十强企业、浙江省拥有著名商标和名牌产品最多的企业之一。康恩贝集团董事长胡季强荣获"2017中国全面小康十大杰出贡献人物"奖。浙江一新制药股份有限公司占地面积1 823 500 平方米，是国家中成药五十强企业，浙江省"五个一批"企业。2002 年公司整体通过国家 GMP 认证和 ISO9001 质量管理体系认证。2005 年又被评为"浙江省知名商号"。

传承中医药文化和知识的专业医院也应运而生，取代了中华人民共和国成立前"前店后场设坐堂医师"的行医与中药经营的模式，如兰溪人民医院中医科室、兰溪市中医院、兰溪名中医馆等。全市16个镇乡街道中心医院都设置了中医内科、中医骨伤科及康复科，乃至中医妇科、中医儿科等。邵小伟等一批个体中医医院和诊所遍布城乡各地，方便群众所需求的中医门诊和中药购置。由于兰溪中医药继承和发扬工作成绩显著，2001年，国家中医药管理局授予兰溪"全国农村中医工作先进县市"称号。2012年12月及2018年12月，国家中医药管理局又两次授予兰溪"全国基层中医药工作先进单位"称号。

"十三五"时期，我市将健康医药作为五大主导产业之一，大力发展集"药、疗、养、健"于一体的大健康产业，推动文化与养生、文化与旅游深度融合、共同发展，预计到2020年，全市医药大健康产业产值达200亿元。下一步，我市将肩负起"药都担当"、贡献"药都力量"，当好中医药发展的"领头羊"、中医药产业的"排头兵"、中医药为人民群众提供全方位全周期健康服务的探索者，把中医药这一祖先留给我们的宝贵财富继承好、发展好、利用好，将中医药文化转化为中医药生活，全民参与、全民共享，提高中医"治未病"、中医养生、中医康复等预防保健的普及，不断增强群众的获得感、幸福感和品质感。

传承中医中药事业人人有责，作为热爱中医事业的我们，为了弘扬中医药文化事业，为了总结和表彰兰溪誉满大江南北的中医药文化，我们走遍了兰溪城乡的主要医院，参阅了《兰溪医药志》《兰溪市志》《兰溪市中医院志》

以及其他相关资料，终于完成了该书的编写任务，并付梓出版。我们万分感谢在编撰此书时给予我们宝贵资料、给予各方面大力支持的老师和同行。

书中难免有一些短缺处，请各位同行和读者指正。

笔者

2019 年 1 月

目录

第一章　祖国医药学是国粹

第二章　江南药都兰溪发展史

第三章　兰溪中医药文化教育

第四章　诸葛氏中医药文化

第五章　兰溪中医药文化产业在外乡

第六章 中医泰斗张山雷

第七章 兰溪历代名医及其著作

第八章　医院中医普及与中医师介绍

第九章　社会创办医疗机构

第十章　民间故事及传说

第十一章　中医药文化杂谈

第十二章　关于印发《我市加快中医药事业振兴发展实施意见》的通知

后记

第一章　祖国医药学是国粹

　　祖国医药学是中华民族优秀文化之瑰宝，与书法、武术、丝绸、茶道、瓷器、围棋、剪纸同为八大国粹，与祖国五千年的文明史齐驱并驾，是我国劳动人民在长期与自然灾害和疾病作斗争中反复实践总结而逐步形成的一套理论体系和方法。

国家领导人关爱祖国医药学

　　毛泽东同志历来十分重视民族文化遗产，无论是在革命战争年代还是在和平建设时期，相信和重视发展中医药，都是他的一贯主张。他倡导的中医药发展思想对中国医药学的发展发挥了巨大的作用。他明确指出"中国对世界有三大贡献：第一是中医，第二是曹雪芹的《红楼梦》，第三是打麻将。"更明确指出："医道中西，各有所长。中言气脉，西言实验。然言气脉者，理太微妙，常人难识，故常失之虚。言实验者，求专质而气则离矣，故常失其本，则二者又各有所偏矣。"并指示相关部门，"中药应当很好地保护与发展。我国的中药有几千年历史，是祖国极宝贵的财产，如果任其衰落下去，将是我们的罪过；中医书籍应进行整理……如不整理，就会绝版。"

习近平主席也高度评价祖国中医药学，指出："中医药学凝聚着深邃的哲学智慧和中华民族几千年的健康养生理念及其实践经验，是中国古代科学的瑰宝，也是打开中华文明宝库的钥匙，更是中华文化伟大复兴的先行者，切实把中医药这一祖先留给我们的宝贵财富继承好、发展好、利用好。"

独具特色的中医药文化

中医药作为中华民族传统医药，在发展过程中不断汲取中华文化营养，形成了独具特色的中医药文化，是我国非物质文化遗产的杰出代表。如何传承、弘扬、保护、发展中医药文化，使其焕发新光彩和新魅力，是一项事关中华文化繁荣兴盛和中华民族伟大复兴的战略性课题。

备受关注的《中医药文化建设"十二五"规划》由国家中医药管理局正式发布。在推动社会主义文化大发展、大繁荣背景下，中医药文化迎来了历史性发展机遇。

我国是世界文明古国之一。在距今约 100 万年前的"原始群"时代，人类为了同疾病作斗争，在采集野果、种子和植物根茎的过程中，经过无数次的尝试，逐渐认识到哪些植物可以治病，初步积累了一些关于植物药的知识。进入氏族公社以后，狩猎和捕鱼已成为人们生活的重要来源，又发现一些动物具有治疗疾病的作用。这样，又使人类认识了一些动物药。到了氏族公社后期，原始农业有了较大发展。人类定居下来后，在栽培植物的过程中，有条件对农作物和周围植物进行长期细致的观察和尝试，认识了更多的植物药。古人所说的"神农尝百草""一日而遇七十毒""药食同源"就是在中医药早期产生的概念。夏代有了酒，商代发明了汤液，开始了中药的应用。周代，出现了食医、疾医、疡医、兽医的分工，又把中药的应用推进了一步。春秋战国时期，已有记载药物研究的早期文献，中医药理论体系开始形成。秦汉时期，产生了药物学专著，中医药学理论体系初步建立。东汉末年的著名医药学家华佗，创制了全身麻醉剂——麻沸散，开创了麻醉药用于外科手术的先河。两晋、南北朝出现了成药和总结药材加工炮制技术的专著，构成了中药的三大部分（药材、饮片和成药）的雏形。唐、宋、元时期，国家组织编订了具有药典性质的药学专著，向全国颁行。到了明清时期，中医药经过几千年的积累，不断得到丰富，产生了《本草纲目》这样的药学专著，使中医药学达到了历史上前所未有的高度。

中医药的属性和特征

中医以哲学、宇宙观、生命观为基础，重视人与自然的关系，"阴阳五行、天人合一"，提倡整体观念，辨证论治，"望、闻、问、切"，重视"脉象"的变化。中药有四气五味、升降浮沉、归经、有毒无毒、复方配伍、加工炮制等特点。

中药的药性主要有四气五味，四气指的是寒热温凉；五味指的是酸苦甘辛咸。寒性方面：寒大于凉，热性方面：热大于温。每味中药都有四气五味，是前人总结出来的，没有什么规律。只是使用过程中必须遵循：寒则热之，热则寒之。

中医药学除了明显的医学属性和特征外，有着鲜明的文化属性和特征，蕴藏着中国传统文化的深厚基础，是在中国传统文化的深厚底蕴中形成和发展的。中医药学是植根于中国这块传统文化沃土上的一枝奇葩。其根本在于民族性，带有强烈的中华文化的特征，这一点也得到世界上越来越多的人的承认。

中医药文化的前世今生

博大精深的中医药文化，从相传著《灵枢》《素问》的黄帝发轫，传之于著《肘后方》的东晋道教大师、医药学家葛洪。中医药文化产业是能对人类社会生活和生产产生巨大文化影响的民生产业。由于中医药文化的千姿百态，其理奥、其意博、其技巧、其德高、其文精，无不闪烁着夺目的东方美学光彩。所以，中医药文化通过通俗化、大众化、生活化、时尚化、快乐化的创意创作成为中医药文化产品，其美学特点有：谈药论医、说古道今、古今合璧、雅俗共赏、文医结缘、药诗风趣、寓乐于文、寓教于乐、引人入胜，是融医、药、文、史、艺于一体的中医药美学大观。中医药文化不但给人们提供中医药科普知识和养生智慧，还能满足人们的心理享受与精神需求。

中医药文化服务是指提高人的身心健康水平的各种养生保健服务项目及服务平台，如：养生文化服务机构、中医药文化城、生态养生旅游乐园、生态养生文化社区（庄园）、中医药博物馆、中医药文化会展等。这类产品的特点是让服务这种特殊的产品更加有形化，成为让消费者能看得见摸得着的体验文化，让消费者从各种自然元素与人文元素中获得美感、情感、快感，以得到身心的享受与满足。

中医药学是以人文科学理念构架自然科学体系的学科之一。她本身是科学文化和人文文化的有机统一体。中医药文化是中国文化之中最贴近民生、最为民生不可或缺的宝贵文化之一，因此，中医药文化产业是一个既满足人的身体需求、又能满足人的心灵需求的民生产业。中医药文化渗入人的吃喝玩乐、衣食住行中，渗入到人的生产、生活的所有活动中，中医药文化具有大众文化特征。中医药文化产品及其服务本身也是一种通过防病治病，提升人的身心健康水平以实现延年益寿目的的审美活动。中医药文化产品和文化服务带有强烈的中华文化特征，含有丰富的中华文化元素，更具东方文化魅力。

振兴和发展中医药产业

中医药的振兴和发展，重要的是要文化先行，文化的力量是无穷的，用文化可以凝聚民族精神和力量。因此，振兴发展中医药首先要复兴中医药文化，这是中医药振兴和发展的重要途径和首要任务，而大力发展中医药文化产业又是中医药振兴和发展的捷径。中医药振兴和发展是中华民族文化复兴的一项重要内容和一个重要途径。

将中医药文化的内涵渗透到传统的中医药一二三产业中，增加其文化含量并通过文化思维和创意将其结构、面貌进行改造，使之经济人文化，以提高产品的附加值。文化产业最大的魅力是能吸引眼球，把人流吸引来。大力发展中医药文化产业会产生良好的效果。

中医药是活着的文化，发展中医药文化产业能极大促进中国特色的文化产业的发展。中医药文化为中国的文化产业提供中国独有文化资源的创意源，有利于产生具有优秀文化特色和市场竞争力的文化产品和文化服务，以扩大我国对外影响，扩大文化产业出口，使中国文化对世界产生巨大影响。

中医药文化产业是民生产业，也是一个为国富民强保驾护航的利国利民的产业。它为人提供一种健康和谐的生存状态、生活态度、生活形态、生活方式、行为方式、卫生习俗。它能提高人的文化素质和身心健康素质，这一点对我国年轻一代尤为重要，这是关系到我们民族兴亡的大事。

发展中医药文化产业对新医学模式的建立和发展、国家公共卫生体系的健全和医改，以及形成具有中华民族文化特色的健康教育、健康促进的思想和模式，都会有积极的影响。

促进和扩大中医药文化消费的内外需求。目前，对中医药文化的需求逐步呈现全球化趋势，这种消费需求又是推动中医药文化产业发展的动力，也是拉动传统中医药产业发展的引擎。

发展中医药文化产业，要用科学发展观的眼光去分析其现实的和深远的意义。这里引一段全国人大前副委员长许嘉璐的话："振兴中医是历史的必然和世界的需求。中华文化走向世界的过程中，第一批为世界作出贡献的是中国的汉语汉字，第二批能够深入到家庭、给人造福、让人信服，同时可以让世界了解中华文化的精神，了解中国人精神和灵魂的唯有中医。"

要把中医药文化产业纳入国家文化产业大局之中，作为国家发展战略。建议成立一个中医药文化产业发展战略研究机构，研究中医药文化产业发展规划，确定中医药文化产业的发展方向和目标。充分利用政府相关扶持政策，比如：以政府强大的文化采购力引导中医药文化产业的建设。

中医药文化产业是一个全新的产业，它涵盖了许多学科和许多行业。因此，中医药文化产业的发展要打破传统学科界限和行业界限，强调相互链接、整合互补、横向联合、立体开发。可建立一个将学术研究、创意开发、生产、营销等要素环节链接一体的中医药文化产业发展联盟，形成中医药文化产业链。

中医药文化产业相关的理论和学术问题需要深入探讨和研究，特别是在文化创意创新的研究方面下大功夫。这对指导中医药文化产业健康持续发展非常重要。还要不断完善中医药文化产业相关的法规政策和行业标准。

目前市场上真正意义上的中医药文化产品和文化服务项目及服务平台很少，但是一些中医药文化初级产品和初级服务却仍有很大的市场需求，这说明中医药文化产业有很大的发展空间和广阔的发展前景。中医药文化产品除书刊、音像制品外，应大力开发高水平、高附加值的中医药文化内容的广播电视电影、动漫、各类新媒体、艺术演出等文化产品，以满足更多人群更高的心理和精神需求。大力开发和建设专业水平高、文化含量高的文化服务项目和相应的服务平台，以满足人们对中医药文化服务的身心体验的需求。中医药文化服务平台是传播中医文化的有效道场，也是中医药文化产品和文化服务的重要供应环节，还是使中医药文化融入主流文化市场的窗口。

创建各种形式的中医药文化产业园区和聚集区，如：中药文化城、生态养生旅游乐园和生态养生文化庄园等。这些园区具有研发创新中医药文化产品，提供中医药文化服务和建立文化服务平台、孵化器等多种功能。这些园区和聚集区也应享受其他文化产业园区和聚集区的同等待遇。

　　发展中医药文化产业主要依靠三大类人才并形成专业化、职业化的队伍。他们是热爱中医药文化，有文化见识、文化自觉、文化自信、文化想象力和创造力的中医药文化学者和创意人才，以及善于将中医药文化作品进行产业化和市场化运作的人才。这三大类人才目前十分缺乏，应加快培养。抓住机遇，积极开展国际服务贸易，让中医药文化服务走出国门。遵守国际贸易的有关约定，既要维护国家文化安全，也要积极将中医药文化产品输出海外市场。搭建宣传平台，利用多种媒体大力宣传中医药文化产业相关内容，促进中医药文化产业的发展。

第二章　江南药都兰溪发展史

概述

　　兰溪地处三江之汇，自古有"七省通衢"之称，商埠繁华。兰溪旧时交通以水运为主，商业繁盛，历史上盛产半夏、山栀、前胡、白术、乌梅、枳壳、桔梗、紫苏、绵茵陈、南星、桑白皮、天门冬、香附、青木香、丹参、乌药、夏枯草、地丁草、松花粉、蒲公英、石菖蒲等药材。自宋绍兴二十一年 (1151) 首设惠民药局以来，药商云集，药店林立，名医辈出，是历史上著名的中药材集散地，位于包括安徽绩溪、浙江慈溪在内的全国"三溪"药都之首。

　　1919 年兰溪创办中医专门学校，聘请嘉定名医张山雷担任教务长，开创了中医由师承教育向课堂教育发展之先河，是全国较早推行中医药规范教育的县市之一。因而，张山雷既是将中医药惠利民众的实践者，又是名副其实的中医药科普专家。中华人民共和国成立后，张山雷被中国科学院列为近代最有影响力的 66 位名中医之一。2019 年 11 月举办的"中医中药当归兰溪——兰溪首届张山雷中医药文化节"上，国家中医药管理局办公室副主任侯卫伟、浙江省中医药管理局局长徐伟伟参会，兰溪市长蔡艳致辞，兰溪市委书记朱瑞俊为中医药文化展和中医药文化教育基地揭幕。为期半月的"开幕活动、学术论坛、展示推介、惠民服务"四大板块系列活动，让更多的市民了解到中医传统文化的魅力和中医药保健治疗养生的巨大益处。省中医药学会专家范永升、肖鲁伟、王晓鸣、傅晓骏，省医学会专家张承烈，杭师大教授朱德明、中国中医科学院专家朱定华，康恩贝集团董事长胡季强做了专题学术演讲。"文化节"还开展了一系列的咨询、问诊和治疗活动，进一步普及宣传了中医药文化知识，推动了"健康兰溪"建设，扩大了张山雷先生的知名度和影响力。

宋元至明清，兰溪一直是中药材集散中心，与慈溪、绩溪并称为"三溪"，称雄江南。不仅两浙及苏南、上海一带药材供应依托兰溪，而且闽、赣、皖南所需药材亦仰给于兰溪。明末清初，瀫西诸葛、永昌、游埠、双牌、厚仁、女埠一带药商自成体系，业务技术精湛，资金实力雄厚，中药行店遍布大江南北。清中期至民国时期，兰溪人在华东、华中、华南、华北开设的中药行店不下 500 家，仅金、衢、严、处、温 5 府中 19 县统计，就达 326 家，从业人员不下 5 000 人。

宋代以来的发展史

唐时，旧志无载。

早在宋代就有医药组织，县署设有惠民药局和施药局。清《康熙县志·仁政》卷八载："药局，在县西数十步。宋建。储药饵以施济百姓之疾苦者，曰惠民药局。"又明万历《金华府志》称："宋绍兴二十一年（1151）设惠民药局。"今据《浙江通史·宋代卷》第 252 页考，惠民药局始建于北宋神宗年间（1068—1085），"掌修合良药，出卖以济民疾"。至南宋淳祐八年（1248），临安置施药局，"命职医分行巷陌，诊视与药，嗣后都民多赴局请药"。可见施药局的药是免费发放的，与惠民药局不同。宋代兰溪"药局"，初指创于北宋的惠民药局，到南宋淳祐八年以后，也指免费发药的施药局。宋代县署还设置医官，称医学正。清光绪《兰溪县志》卷四附载医官一职，称"宋，设医学正"。

元代设医学，又称"三皇庙学"。清光绪《兰溪县志》卷八载，"古医学，《康熙志》：在三皇庙侧。元初即宋酒务基建三皇庙。因设医学，且主其祭。"元贞元年（1295），兰溪升为属州，建制为州医学，设提领一员，以医之业精者为之，统辖医生，专治药饵以济民疾。另置学录一员、学正一员。

明代，县署设训科，置医学。"设训科一员，以医生之业精者为之，辖医生五名。专治药饵以济民疾。"洪武十七年（1384）设医学。"时训科徐伯震为署于（三皇）庙侧。其后庙废，即署事于所居。"（均据清光绪《兰溪县志》）

清代沿明制，县署仍设训科和医学。清乾隆九年（1744），兰溪瀫西药业公众兴建瀫西药商会馆，内有供奉"神农"，故俗称药皇庙，或药皇殿，地址位于县城三坊雀门巷（今延安路雀门），建筑雄伟壮观，占地面积1 158平方米。药行、药店，均供奉神农氏像。传说神农尝百草，作方书以治民间疾苦，为后人作《神农本草经》打下了良好的基础，因而被奉为医药始祖。城关雀门巷内的神农氏庙，建筑雄伟。正殿有神农氏像，全身描金，赫赫有神。每年农历四月二十八日、九月十三日为药王生辰，药商都要来祭祀，像前陈祭品，俎豆千秋，礼壶爵杯，尊彝钟鼎，琳琅满目；

又排列乌梅、甘草、黄连、胡椒四味药物，表示酸、甜、苦、辣均已尝遍；还聘请戏班公演四天，月大自二十七日开演，月小则在二十六日开演，甚为热闹。后来兰溪中药学校的教室设在神农氏庙内，不再演戏，改由兰溪药业的滩簧坐唱班唱戏，伴以箫、笙、琴、瑟，清声悦耳。平时逢朔望，也用香、烛、纸马烧奠。后来逢阴历之初六、十六、二十六三日，也要敬奠，献上"三牲"，虔诚祭祀，同时兴起吃"六肉"、分"六肉"的风俗习惯。所谓"分六肉"，即事先买来大型"双刀"（鲜肉），煮熟酬神后，由厨房老师傅切成二两半一服，全店人员每人一服。切分之后，多余之肉店员共餐，名之为"吃六肉"。

清末，药业兴盛，药皇庙成为瀫西药商共同商议的公益事业，成为制定行规、商讨雇工待遇、议定购销价格、协调同业关系的办事处所，故药皇庙又称瀫西药业所。

1949 年 5 月兰溪解放，药王庙由国家接收为公产。药王庙又称"瀫西药业公所"，现为市级文物保护单位。

"不为良相，便为良医"的诸葛氏

诸葛亮的后裔世世代代遵循祖训："不为良相，便为良医。"

明初，时逢兰溪中药业勃兴，诸葛村人丁兴旺，加之有丰厚的文化底蕴，使得诸葛药业一发迹便脱颖于群雄。

《诸葛氏宗谱》记载："壮多勉其季习举子业……晚年喜以岐黄之术寿人。"岐黄之术就是中医术。明万历年间，诸葛文庆在江苏如皋创办实裕药行，这也是诸葛药业满天下的开始。

明末清初，经过康熙、雍正、乾隆三代百余年的休养生息，诸葛村有半数男丁从事中药业，四处开设药店，创建药行，诸葛药业进入鼎盛时期。

据记载，明清两朝，诸葛村先后有名医 30 多人。仅在诸葛村开设的中药店就有 7 家，同时，诸葛氏药业在江南各府、县、镇通过独资和合资形式经营的药店、中药行有 200 多家，形成了广大的药业网络。

清咸丰之后，村中经营药业者占半数，或开药店，或创药行，或当老板，或做药工，或挂牌行医，和衷共济，因袭相传。村中从业四代以上的中药世家达 17 户。诸葛氏经营中药业，咸以"道地药材""货真价实""童叟无欺"相标榜，十分重视本店声誉与商业道德。

"天合虽无人见，诚心自有天知。"这是当年兰溪"天一堂"创始人诸葛棠斋的办店宗旨。"天一堂"的诸葛行军散、卧龙丹，皆按相传是诸葛亮认定的古方配制而成，疗效显著，为家藏救急的必备良药，至今畅销不衰。自明清以来，北上京、津，南达闽、广，均有诸葛氏子孙开设的中药行。

据《诸葛宗谱·祝谏序》载，"吾兰药业以瀫西为著名，而瀫西药业又以诸葛为独占。以余闻之，有清中叶苏州之'文成'，咸、同间扬州之'实裕'，俱有声于时，除杭州胡氏'庆余'、叶氏'种德'外，当首屈一指……即就兰而论，'天一'药肆，驰名浙东，历百余年而生理勿衰。"又据《兰西诸葛简史》载："我氏族人丁繁衍，日盛一日，至于习业方面，以沿袭祖授经营药业者居多。"诸葛一带乡民多擅长医药，足迹遍布大江南北。如皋的裕实药铺即兰溪人开设，清乾隆某年除夕，该店因营业不佳而亏欠，债主皆来索债。店主正无可奈何，忽有一商人随从甚众，携行李箱笼入店。店主素好客，略一寒暄，即热情款待。众索债者见巨商尚来此店，料债务无妨，纷纷离去。翌日，此商人询明昨晚之事，便说："感君高义，愿为书写店号。"于是挥毫写就"裕实药铺"四字，落款"乾隆某年御笔"。此人即乾隆皇帝弘历，昨晚微服抵如皋，见各店皆闭户，独此店门尚开，遂入内借宿。自此裕实药铺闻名遐迩，营业日隆，历数百年不衰。

同治二年（1863）开设的天一堂制作的丸、散、膏、丹 胶、露、曲、酒等中成药有 300 多个品种，一元堂、瑞新堂等所制中成药也在 200~300 个品种，如全鹿丸、驴皮胶、龟板胶、诸葛行军散、避瘟丹、卧龙丹、六神丸、六味地黄丸、小儿回春丸、伤科跌打丸、一元堂膏药等，疗效好，使用方便，适合民间治疗。境内市井乡村药店林立，诸葛有 4 家，女埠有 5 家，总共 100 多家。中医盛行，中药发达，以至民间中草药验方、秘方有数百个，单方、土方有 2 000 多个。

据《高隆诸葛氏宗谱·梅庄公（1452—1518）小传》记载，明弘治、正德年间，"俗多以不为儒即操篚远游，竞什一"，其侄辈三十五世诸葛文藻"壮多勉其季习举子业，偕伯与仲挟重资游燕""晚年喜以岐黄之术寿人"。可见到明正德、嘉靖间，诸葛中药业经营地域已达河北、辽西一带。兄弟 4 人，3 个习药。二代后，至三十七世"肃"字辈共有男丁 383 人，三十八世"严"字辈共有男丁 602 人，他们大多生活在明嘉靖、隆庆、万历年间。其中"肃"字辈 65 人、"严"字辈 95 人因经营药业而客居外地，"子孙遂家焉"，分别占各辈男丁总数的 17% 和 15.8%。迁居地域包括浙、赣、闽、苏、鲁、豫、皖、粤、桂、鄂、川 11 省 33 个府、州、县。宗谱记载，清顺治七年（1650），在江苏镇江经商的兰溪人"不下数百辈"，于是"剖位置一庙，礼药王"，建立药业同乡会，"凡舟陆经历暨是邦之缙绅，舆履日填户外"。药业规模之大，可见一斑。瀫西药业自成体系，以其精湛的专业技术、雄厚的资金实力称雄江南数百年之久。

"药业经营，遍南布北，可从志书查记述；医道高明，救死扶伤，且由《宗谱》说端详。"在诸葛村的中药展览馆大经堂，有诸葛后裔自己采集制作的近千味中药标本，集中展示了诸葛家族在中医药业的成就。诸葛裔孙秉承先祖遗风，为官者严于自律，为民者勤劳务实，为医者以德为先。正是这样的品格，让明清两代的诸葛村出了进士、举人、贡生等近百人，在医药、商业等领域的成就可圈可点。也正是因为如此，宋末元初以来，兰溪诸葛村传统的中药业长盛不衰，与浙江慈溪、安徽绩溪并称"三溪"，称雄江南中药市场七百多年。

1996 年，兰溪诸葛村被国务院公布为第四批全国重点文物保护单位。如今 20 多年过去了，虽然进行了多次修缮，但诸葛村在传承与发展中，仍保留着原有的风味，向世人展示着中医药的悠久文化与神采。

中医药是兰溪经济发展的支柱之一

兰溪是著名的中医药之乡，自南宋首设惠民药局以来，药商云集、药店林立、名医辈出，是历史上著名的中药材集散地，位居"三溪"药都之首。兰溪中医药文化底蕴深厚，传统加工炮制工艺精湛，是全国推行中医药规范教育较早的县市之一。特别是改革开放以来，以康恩贝、天一堂、一新为代表的制药企业获得了长足发展，制药成为兰溪经济发展的支柱产业之一。

兰溪中药业历来繁盛。《嘉庆县志·物产》载："兰溪自古盛产药材，品种有半夏、山栀、槐花、乌梅、百合、枳壳、前胡、南星、白术、白芍、荆芥、薄荷、薏仁、麦冬、菖蒲、茱萸、马兜铃、香附、车前、三甲等，尤以红丹参、青木香为优。"又据《康熙县志》载，清康熙年间，兰溪药材列为贡品。"凡民出其土产之物，以供上用，谓之岁办，今谓之额办。""药材列为额办者，有槐花、栀子、半夏、半夏曲、前胡、南星、薏仁、蔓荆子、天门冬、穿山甲、皂角等。"

清代，著名的戏剧理论家、戏剧家、小说家李渔，20岁之前也曾跟随父兄在江苏如皋做药业生意。

医药品贩卖业，计有中药店、西药房、参燕店及桂圆店等。

浙东各县多产药材，因兰溪交通便利，药材交易多集中于此，故浙东各县，唯兰溪独有药行，甚至闽、赣、皖南需用药材，亦皆仰给，省内东阳、义乌、缙云、淳安、衢州、建德、遂昌的地方药材都在兰溪集散。明清时期，兰溪药行、药店林立，两湖、两广、四川、云南等地的药商都慕名而来，贸易繁盛。据1949年底工商登记资料，兰溪计有药行8家，药店116家，从业人员399人。兰溪在外地开设的药店不下500家，从业人数5 000人以上，远及广州、香港等地。兰溪历史上有名的药行（药店）有天一堂、葆仁堂、三益堂、益生堂等。

兰溪地理位置优越，尤其是兰江，下与富春江、钱塘江相接，经杭州接苏州内河可北上；东可旁达宁波；由兰江上溯新安江则沟通皖南各地；南与婺江相贯，连接东阳、义乌、永康、武义、宣平；西系衢江与松阳江相衔接，衢江则横贯龙游、常山、开化；松阳江可沟通缙云、云和、丽水、温州以及福建浦城、福鼎，江西之玉山、上饶、广丰、河口、景德镇等地，均在兰江纵横之内。宋室南渡，建都临安（今杭州），兰溪地处都城上游，为上通闽、广，下达吴、会之水陆交通枢纽，故历史上兰溪有"六水之腰"（指衢江、婺江、兰江、新安江、富春江、钱塘江），"七省通衢"（指赣、闽、皖、湘、苏及两广）之称。兰江以水运优势引来各地药商。安徽的茯苓、丹皮；福建的泽泻、薏仁；江西的枳壳；东阳、义乌、缙云的白术、元胡、贝母、元参；淳安的茱萸、木瓜；衢州的橘皮；建德的地产小药材；遂昌的厚朴，都在兰溪集散。两湖、两广、四川、云南等地药商，也都慕名而来。是时，兰溪药行、药店林立，贸易往来繁盛。

1928 年，兰溪县城有药行 8 家，药店 32 家，药行专营批发，设有固定的"跑港路"人员，按业务分片负责本路的业务接待，联络商情，账务归缴等。药店多为零售，有些也兼营批零折兑（批发），大多自制丸散膏丹。有的聘有坐堂中医，并代客煎药，以方便顾客，招徕生意。规模较大、资金雄厚的如天一堂、葆仁堂、三益堂、益生堂等，还附设养鹿园（场），圈养梅花鹿数十头，甚至上百头。在农村，诸葛、桥头朱、刘家、上孟塘等村，也有养鹿者。所养梅花鹿除供本店或本地配制药用外，还远销上海、杭州、香港、澳门、台湾。1933 年，全县商业资本为 135.09 万元，其中中药资本为 9.16 万元，仅次于绸布、典当业。1935 年，《兰溪实验县商业概况》载："浙江中西部多产药材，因兰溪交通方便，多集散于此。故浙中西部各县，惟兰溪有药行，甚至闽、赣、皖南需用药材，亦皆仰给于兰溪。且本县习药业者，师徒、父子相承，亦较各县为夥，其总数不下

5 000 人。凡浙中西南部各县药商，兰籍实为多数，全县有药材行、店 75 家，从业人员 361 人，城乡林立，批发配剂，皆所经营，资本额 91 020 元，占全县商业资本的 6.8%。全年营业额 355 110 元，占全县商业营业总额的 3.39%，捐税额 4 425 元，占全县商业捐税额的 4.75%。"

抗日战争开始后，上海、杭州先后沦陷，交通中断，海口封锁，工商业内迁，兰溪更成为湘、赣、闽、皖、云、贵、川等地药材集散地，药材行（庄）增至 11 家，还有一批走三墩（余杭与杭州交界处）、"跑单帮"的药材行商，以兰溪为中心，与沦陷区进行药材购销活动。兰江沿江码头的"码头夫"扛背药材的吆喝声终日不断，成为兰溪药业史上的繁荣时期。

随后，铁路公路交通发展，兰江水运失去优势，加之政局不稳，物价飞涨，兰溪药材市场开始萎缩，与省外大额贸易往来锐减。至 1946 年，城区仅有天一、同庆、茂昌、张如泰、同仁、同昌、润记等 7 家药行，药店仅有天一、益生、天生、鲍太和、蔡同德、瑞新、寿生、一元、葆仁春、大生、王馀庆、寿山 12 家。在经营萎缩、业务走向下坡的情况下，药业界仍图谋振兴，加强产地药材采购，扩大地产药材购销，仍与江西樟树、湖北武汉、湖南湘潭、江苏苏州、四川重庆、河北张家口以及天津、上海、宁波等全国较大的药材集散市场贸易往来。在经营上，讲信誉、守信用、求质量，经济实力雄厚，在省内外同行中仍保持一定的声誉。

据 1949 年工商业登记资料，全县计有药行 8 家，药店 116 家，从业人员 399 人。其中城区中药行、药店有茂昌药行、同庆药行、金瑞泰药行、天一药行、张如泰药行、同昌药行、同仁药行、泰昌药行，以及瑞新堂、大生堂、王馀庆、三馀堂、鲍太和、天生堂（诸葛四根）、益生堂、一元堂、蔡同德、天一堂、寿山堂、寿生堂、生生堂等。集镇和农村的有马达的永安堂、种杏堂、万森堂、仁和堂；雅滩的同春堂、瓦灶头的春松堂、大园畈的白龄堂、石关的天生堂；栅川的太和堂、资生堂；生塘胡的义和堂；游埠的得寿堂、又新堂、滋福堂、九德堂、明德堂；夏李的广生堂、下王的益民药店、祠堂脚的万成堂；水亭的德裕堂、同春堂、广济堂、万生堂、济仁堂；伍家圩的葆生堂、济仁堂、仁山堂、万灵堂、天德堂、天聚堂；永昌的万诚济堂、德济堂、天瑞堂、源德堂、永生堂；登胜的德寿堂；三字桥的宏仁堂；桥下河的宏德堂、天育堂；诸葛的保仁堂、葆生堂、寿春堂、九和堂；长乐的寿生堂；厚伦桥的景和堂；双牌的万生堂、王益生堂；石龙头的天德堂、三德堂；杨塘的文裕堂；女埠的仁寿堂、寿松堂、春生堂、德育堂、寿丰堂；刘家的瑞生堂；柏树园的仁德堂；上唐的竣德堂、德松堂；八石桥的瑞春堂；厚仁的元德堂、胡德松堂；黄店的问心堂；朱家的远芝堂、回春堂；甘溪的济仁堂；殿下的万生堂、德生堂；殿口的万春堂；香溪的万源堂；洲上的万育堂、同福堂、天德堂、万生堂；周村的桔香堂；将军岩的庆生堂；石渠的同春药社、万成堂、种福堂；下盘山的济生堂；破桥头的复生堂；马涧的大成堂、大生堂、寿春堂、万生堂、乾一堂、广生堂；大塘的瑞生堂、青珠山的致生堂和存仁堂；柏社的济寿堂和回春堂；水阁的济仁堂；横木的仁德堂、义生堂、济寿堂。

参燕业，专营人参、鹿茸、燕窝、银耳等贵重药材。兰溪参燕业始于清末民初，盛于抗日战争前。1931年，县城有参燕行、店7家，多批零兼营，所有货物直接贩自上海、四川，行销皖南、赣东北，近则金、衢、严三府所属，年营业额378 500元。1935年，仅县城参燕行店4家，从业人员41人，资本金 11 400 元，全年营业额 99 621 元，占全县商业营业总额的 0.95%，比之 1931 年，已走向下坡。

抗战期间，沪、杭相继沦陷，客商避迁兰溪，参燕业又有起色，参燕行店有阜元、万昌瑞、同仁泰、华同泰、王恒泰、信大、华顺泰、裕昌等 8 家。1945 年 8 月，兰溪县城沦陷，参燕大户多数迁往乡下，经营颇受影响。抗日战争胜利后有的又回迁，有的停业，至 1949 年兰溪解放，参燕业尚有王恒泰参号、华同泰参号、同仁泰参号、华顺泰参号、信大参号、阜元参号 6 家，从业人员 29 人，资金总额折大米 1 508 担。

中华人民共和国成立后发展的新契机

1951 年 5 月，地方国营兰溪县人民中药社成立，主营中药材零售业务，中药材实行公私联购分销。1952 年 9 月，公私合营兰溪瑞泰药行建立，经营中药材批发和地产药材收购。1954 年 10 月，国营兰溪土产公司设立药材批发组，经营中药材批发业务。1955 年 7 月，建立浙江省供销合作社中药材经营管理处金华采购批发站兰溪营业部（简称药材部）。同年，土产公司药材批发组，同庆、天一联营药行和县人民中药社全部并入药材部。药材部实际行使中药管理职能。1957 年划归国营药材经营部门。

兰溪药材资源丰富。1954 年，兰溪中药材经营部经营品种达 728 种。是年供应金华专区 8 县，外加缙云、遂昌、松阳、衢州、龙游、开化、江山、常山、建德、寿昌、淳安、遂安、诸暨等 14 县。1955 年兰溪国药业联购联销处实际收购除明万历《兰溪县志》所载 37 个品种外，还有 55 种。

1956 年 7 月，中国医药公司浙江省兰溪县公司成立，主营西药。

1957 年划建德等 5 县归杭州供应，供应县缩为 17 县。1958 年 4 月，该公司撤销，业务并入百货公司。继而中西药业务合并，成立兰溪县商业局中西药经理部。

1959 年，全县种植药材 202.6 公顷，78 个品种。全省在兰溪召开中药材生产现场会。

1960 年始，限供应本县。20 世纪 50 年代，兰溪地产药材半夏、绵茵陈等 16 个品种年调出 100 吨左右。

1962 年 7 月，金华专员公署财贸办公室转发省《关于重点市县收购出口药材实行奖售香烟的通知》规定，兰溪有上调出口任务的是丝瓜络、龙胆草、乌梅、明党参。1963 年增加钩藤、扁豆花、首乌、玉竹、厚朴花。1970 年对银花、元胡、茯苓实行奖励。1972 年对杏仁实行奖励。1978 年，省财办规定对黄连、附子、川芎、黄芪、天麻、冬花、川牛膝、枸杞子、杜仲 9 种药材实行奖励。

1961—1963 年，全县药材面积调整为 100 公顷。20 世纪 70 年代，中药材产品种实行计划种植。1985 年后，药材生产不再下达指令计划，逐步进入市场调节。

兰溪是中药材的重要产地。20 世纪 50 年代，调出品种以绵茵陈、夏枯草、旱莲草、侧柏叶、夜交藤、野黄菊、野白头、香附、半夏、桃仁、乌药、奇良、石菖蒲、地芋、地丁草、松花粉等野生药材为主，每年调出 100 吨左右。二十世纪六七十年代，调出品种有：地锦草、白茅根、一枝黄花、一见喜、鱼腥草、苦楝皮、扁豆花、红花、丝瓜络、枳壳、桑枝片、络石藤、覆盆子、赤丹参、仙鹤草、冬桑叶、小青皮等，年调出量 100~150 吨。20
世纪 80 年代，实行家庭联产承包经营，生态变化，药源减少，收购量下降，
仅有陈皮、冬桑叶、绵茵陈、旱莲草以及少量野白头、覆盆子、前胡等，
年调出量在 50 吨左右。

近年来我市通过加快现代农业综合示范区建设，有力推进了中药材
种植规范化、标准化、规模化发展，药材种植面积逐年扩大。种植面积由
2011 年 3 615 亩左右，扩增至 2015 的 7 426 亩左右，其中草本中药材约
1 326 亩，木本中药材约 6 100 亩，较 2011 年增长了两倍多。中药材种植，
优势品种主要有杭白菊、木芙蓉、银杏、铁皮石斛等；优势区域主要分布
在水亭、诸葛、永昌、黄店等镇乡及街道。目前我市已建成多个专业化和
现代化的中药材种植基地，主要包括：兰溪市杭白菊产业化基地 200 亩、
兰溪市铁皮石斛规范化基地 50 亩、兰溪锦荣铁皮石斛立体栽培基地 60 万
盆、兰溪锦荣巴西人参栽培基地 40 亩、兰溪市木芙蓉栽培基地 800 亩、浙
江天保药材发展有限公司银杏叶基地 3 000 亩和元胡种植基地 300 亩等。
以铁皮石斛规范化基地、杭白菊产业化基地为主的省主导的中药材示范区
以及黄店镇的白菊花、玳玳花、栀子花、茉莉花种植基地，中药材种植面
积均在逐年扩大。在过去的五年里，不论在规模化、基地化还是在产业化、
标准化方面，我市中药材种植业都取得了长足进步。

医药产业链的形成

1960 年 7 月，中西药经理部划归县卫生科领导管理，改名"兰溪县

中西药公司"。1961 年 1 月，复归商业局管理，仍名"中西药经理部"。1963 年 3 月，改名"中国药材医药公司兰溪县公司"。1963 年 4 月，县以下七个区卫生院中药配方部从医院划出，恢复游埠、永昌、女埠、岩山、梅江 5 个公私合营中西药店，马涧 2 个中西药合作商店，行政上由当地供销社领导，原并入医院的药店性质不变。1968 年改名"中国医药公司浙江省兰溪县公司"。1978 年 4 月，改名"浙江省兰溪县医药公司"。

1980 年 1 月，建立兰溪县医药管理局，与医药公司"一套班子、两块牌子"，隶属县工业办公室，负责全县中西药械生产、供应、使用的统一管理。

1980 年 8 月，兰溪县枣树联办包装用品厂建立，9 月改名为兰溪县长风包装用品厂。

1984 年 6 月，撤销县医药管理局，其职能由县医药公司行使。

1985 年后，医药市场开放搞活。1990 年，医药公司有市内客户包括医院、药店共 72 户，外地客户包括杭、金、衢、绍、丽各市及江西广丰等地 116 户。

1990 年 8 月 10 日，医药公司建立中药饮片厂，实行独立核算。

1990 年 12 月，市医药公司增挂"市医药管理局"牌子。当时共有干部职工 217 人。

2001 年 3 月，兰溪市药品监督管理局成立，为垂直管理部门，负责对全市药品的研究、生产、流通、使用进行行政和技术监督管理。

2005 年 5 月，在市药品监督管理局的基础上，成立兰溪市食品药品监督管理局，担负全市食品药品监督管理职能。

随着医药管理机构和企业的发展，中药经营店遍布兰溪各城乡，形成了一个产业链。

市药品监督管理部门在监督和规范市场秩序的同时，帮助企业排忧解难，促进医药产业结构调整和科技创新，为新办制药企业提供业务咨询指导。2001—2005 年，全市新办药械生产企业 10 家，总投资额 5 270 万元，2005年销售额达到 3 000 万元以上。

保健品、化妆品等医药衍生产业发展态势良好。目前，我市拥有以浙江康恩贝集团医疗保健品有限公司、浙江伊宝馨生物科技股份有限公司等企业为龙头的保健品、食品企业近十家。浙江伊宝馨生物科技股份有限公司是全球天然维生素 E 产品的主要生产商，年销售规模为 3 亿人民币，是国家高新技术企业。其天然 α- 生育酚产量居国内第一，并已通过ISO9001:2000，HACCP，Kosher 和 HALAL 等多项国际认证。

三大药企誉满大江南北

中华人民共和国成立以来，医药经营行业的不断发展，也促进着兰溪的制药行业的不断壮大，使其在全国屈指可数。

我市是全国中医药先进县市，药品工业基础比较坚实，拥有"国家火炬计划天然药物产业基地"和"中国天然植物药先进制造业基地"等金字招牌，是浙江省中成药主要生产区域之一。2015 年医药行业实现产值37.9 亿元，利税 9.7 亿元，占规上工业的 19%。全市药品生产企业从业人员 1 400 多人，其中经过资格认定的药学及相关专用技术人员、工程技术人员、技术工人共 300 多人。拥有博士后科研工作站 1 个，建有国家认定企业技术中心 1 个，省重点企业研究院 1 个，省级高新技术研发中心和企业技术中心各 1 个，自主研发中药产品近 200 个，专利产品 35 个。截至 2015 年，我市拥有数家规上企业，如：康恩贝、天一堂药业、一新制药等，主要生产中药类产品，产业特色明显。

一、浙江天一堂药业有限公司

浙江天一堂药业有限公司位于浙江省兰溪市天一路 1 号，于 2001 年 12 月 31 在金华工商局注册成立。公司主要生产销售中成药、化学药品制剂，同时从事医药科研项目开发、医药咨询及技术出口业务，经营本企业生产所需的原辅材料、仪器仪表、机械设备、零配件及技术的进口业务（国家限定公司经营和国家禁止进出口的商品及技术除外），经营进料加工和"三来一补"业务，分支机构生产经营场所设在浙江省兰溪市永进路 6 号。

天一堂是与同仁堂、胡庆余堂、九芝堂齐名的"中医四大名堂"之一，创建于清同治年间，距今 140 多年，创始人诸葛棠斋是诸葛亮第 47 代后裔。他生于清道光甲辰年，原是儒士，国学生，钦加五品衔。后弃儒辞官经商，致力于药业经营。棠斋先生精于鉴别药材，善于经营管理，习药经商恪守"道地药材""货真价实""童叟无欺"，以"敬业""为民"为办店宗旨，十分重视本店声誉与商业道德。"天一堂"精制的全鹿丸，"天一堂"监制的"诸葛行军散""卧龙丹"皆按古方配料精制而成，疗效显著，为家藏必备良药。诸葛棠斋也成为当时浙江药业界的佼佼者。

中华人民共和国成立以来，天一堂实行公私合营，改为兰溪制药厂，是全省重点中药厂之一，经营有批号的中成药产品 185 种。1959 年起，兰溪制药厂产品调拨金华（含衢州）地区各县，后扩大至江西、福建部分县。1990 年扩至丽水地区及椒江等地，调拨额 550.95 万元。1990 年，兰溪境内批发客户 224 户，境外批发客户 115 户，中成药销售额 559 万元。零售供应主要在兰溪本地。20 世纪 70 年代，片剂、冲剂、糖浆、口服液等新剂型零售量扩大。20 世纪 80 年代后，康复保健品和滋补品供应网点遍及城乡。1951 年地方国营兰溪人民中药社建立，主营中药材批零业务。1956年兰溪药材经营部设中成药加工场，中药社停业，人员、财产并入中药材经营部。1958 年，成药加工场改名兰溪县中西药经理部制药厂。1959 年10 月，制药厂从中西药经理部划出，定名兰溪县商业局制药厂。1960 年 7月，县中西药经理部由商业系统划归卫生科领导，改名为兰溪县中西药公司；同年 8 月，商业局制药厂隶属卫生科，改名为兰溪制药厂。第一台 ZP-33型压片机安装就绪，开始机械化生产片剂。1961 年 1 月，兰溪制药厂复归商业局领导，厂名不变，公司改名为兰溪县商业局中西药经理部。1962 年撤销兰溪县制药厂建制，改名为县中西药经理部中药加工厂；同年 12 月，省整编精简委员会批示，保留兰溪制药厂，为县独立核算企业，隶属商业局，职工 80 人。1965 年 1 月，兰溪制药厂划归县医药公司领导管理。1966 年 2 月，兰溪县制药厂由县商业局领导，12 月，经县人委批准，县制药厂改名为兰溪中药制药厂，1978 年 5 月，又改名为浙江兰溪制药厂。1986 年 1 月，兰溪医药管理局成立，兰溪制药厂划归医药管理局管理。1984 年，兰溪医药管理局撤销，由县医药公司领导。

1971—1973 年，浙江省兰溪中药制药厂生产的婴儿素、肾炎片两个产品连续 3 年出口中国香港地区、新加坡、马来西亚等地，出口数量为：婴儿素 160 920 打、肾炎片 36 930 瓶。1979 年增加元胡止痛片、当归养血膏两个品种。1979—1989 年，出口婴儿素 1 214 341 瓶、肾炎片 89 918 瓶、元胡止痛片 19 788 瓶、当归养血膏 6 000 瓶。1985 年，康恩贝制药公司成功研制"前列康"和"健力美"花粉糕，进入中国香港市场。1986 年，外销 140 万瓶，远销东南亚及欧美。1984—1986 年，生产外销"健力美"花粉糕 2 371.08 万块。1987—1990 年，生产外销"前列康"片 1 643.3 万瓶。

由诸葛亮第 47 世孙——诸葛棠斋创办的天一堂，中华人民共和国成立后经过公私合营，改建为兰溪制药厂，现在改称为浙江天一堂药业有限公司。秉承前辈"诚实有信、励精图治"的创业精神，通过规范化公司制改造，成为一家注册资本为 6 173.3 万元、年创利税 5 000 万元，具备开发、生产、销售为一体，具有现代法人治理结构的现代化企业。公司主要产品以中成药为主，中西药并举，主要生产胶囊剂、颗粒剂、口服液、酊剂等 12 个剂型 80 多个产品，逐步完善了"感冒药""呼吸道疾病用药""抗肿瘤药""妇科用药""小儿用药""心血管药"等七大产品系列。"乐频清珍黄丸""芙朴感冒颗粒""天一止咳糖浆""肾炎片"等一大批拳头产品相继获得"浙江省名牌产品""中国著名品牌"等殊荣。"天一堂"商标被评为浙江省著名商标，公司也先后获得浙江省"五个一批"重点骨干企业中的优秀企业、省高新技术企业、省技术创新优秀企业、浙江省首批诚信示范企业等荣誉称号。

重振雄风的浙江天一堂药业公司"青出于蓝而胜于蓝"。公司现有厂区使用面积 24 200 平方米，建筑面积 16 500 平方米，建有符合中成药生产规范要求且具备国内先进水平的提取车间，以及口服液、冲剂等生产线，形成年生产口服液 4 500 万支、冲剂 1 500 万吨、膏滋糖浆 550 吨、丸片胶囊 220 吨的生产能力，能生产 12 大类剂型、百余种药品，销往全国各地和东南亚地区，如今的天一堂药业已更胜于前人，为世人所瞩目。2017 年，天一堂药业被兰溪市人民政府授受"中医药文化教育基地"称号。

二、浙江康恩贝制药股份有限公司

1969 年 1 月，城关镇革命委员会蜂场始产 100 毫升口服蜂乳，此为云山制药厂的雏形，1972 年 12 月，城关蜂乳厂改名为兰溪县蜂乳厂，1975 年 12 月，改名为兰溪县制药厂，1976 年 2 月，又更名为兰溪县云山制药厂。1985 年 7 月，产品"健力美"花粉糕在全国首次饮料、补剂评比中，名列运动员补剂第一，获优秀产品奖；同年 12 月 10 日，首批"前列康"有 21 万片进入中国香港市场。1986 年 6 月 12 日，"健力美"花粉糕被评选为第十届亚运会中国体育代表团专用营养补剂。1990 年 10 月，省医药管理局、省卫生厅发文，同意兰溪云山制药厂更名为浙江康恩贝制药公司。1992 年 6 月 5 日，经浙江省股份制试点工作协调小组批准，浙江康恩贝制药公司改组为"浙江康恩贝股份有限公司"；1999 年 10 月，公司正式更名为"浙江康恩贝制药股份有限公司"。

公司负责人胡季强，工商管理博士，高级工程师，执业药师，现任康恩贝集团有限公司董事长。曾荣获中国杰出青年科技创业奖等奖项；获中国优秀创业企业家、浙江省民营经济功勋人物、浙江省劳动模范、中国医药经济十大人物、"西部开发功勋浙商"等称号。其因对中药事业乃至对全国医药经济的发展所作的突出贡献，在国内医药界和企业界具有很大的影响力，成为医药界的代表人物之一，享受政府特殊津贴。2018 年 11 月，入选为浙江省非公有制经济人士新时代优秀中国特色社会主义事业建设者。

经过 40 余年的发展，浙江康恩贝制药股份有限公司现已成长为一家实施全产业链经营，集药材种植、提取、研发、生产、销售于一体的大型医药上市企业。目前，公司有员工近万名，注册资本 251 073 万元。公司于 2004 年 4 月在上海证券交易所上市，股票代码为 600572。公司注册地为浙江省兰溪市，管理总部设在浙江省杭州市，产业布局涵盖浙江的杭州、金华、兰溪，以及江西、云南、内蒙古、四川、贵州、黑龙江等地。公司旗下拥有浙江康恩贝中药有限公司、浙江金华康恩贝生物制药有限公司、云南希陶绿色药业股份有限公司、江西天施康中药股份有限公司、浙江康恩贝医药销售有限公司、杭州康恩贝制药有限公司、上海康恩贝医药有限公司、浙江康恩贝药品研究开发有限公司、内蒙古康恩贝药业有限公司、贵州拜特制药有限公司等多个颇具规模和实力的全资及控股子公司，公司足迹遍及大江南北。康恩贝是全国中药二十强企业，其主要产品有普乐安片、普乐安胶囊、银杏叶片"天保宁"等，其中"前列康""康恩贝"为中国驰名商标，"天保宁"为浙江省著名商标，"康恩贝"为浙江省知名商号。公司为国家火炬计划重点高新技术企业、国家创新型企业、浙江省"五个一批"重点骨干企业、浙江省专利示范企业、国家中药现代化科技产业（浙江）基地示范企业、首批国家知识产权优势企业。经过多年来的技术创新与提升，公司在心脑血管系统用药、泌尿系统用药、抗糖尿病用药、呼吸道系统用药、消化系统用药和抗感染药等药物的研发，以及植物提取分离和结构改造、新型药物释放系统应用等诸多方面积累了诸多的优势。浙江康恩贝集团医疗保健品有限公司集保健食品、中药饮片及普通食品生产、经营于一体，总资产为 1.57 亿元，口服液年生产能力为 1.25 亿支，胶囊为 4 亿颗（粒）。主要保健食品包括：贝贝血宝儿童营养液、元邦康乐大宝胶囊、高山铁皮石斛冲剂等。"贝贝""元邦"为浙江省著名商标。

公司拥有一支由博士、硕士和高、中级职称的技术人员组成的实力雄厚、专注于现代植物药和特色化学药研发的团队，与国内外知名科研机构、大专院校建立了长期的战略合作关系和战略联盟，已建立新药研发的多个技术平台，通过聘请行业权威人士组成研发专家委员会，以现代植物药、特色化学药发展为主线，在心脑血管系统用药、泌尿系统用药、抗糖尿病用药、呼吸道系统用药、消化系统用药和抗感染药等药物的研发，以及植物提取分离和结构改造、新型药物释放系统应用等诸多方面，研发具有自主知识产权的新药，在药材种植、原料药和植物提取、新药研发、制剂生产、市场营销等各环节，建立起规范高效的产业体系。

公司历来十分重视产品品牌和企业品牌的培育和保护，在泌尿系统及心脑血管系统等多个领域建立了消费者熟知与认可的品牌，其中，"前列康"作为公司主导植物药产品，已成为国内中药治疗前列腺增生第一品牌；"天保宁"作为中国第一个符合国际质量标准的现代植物药制剂，是中国银杏叶制剂第一品牌。此外，"阿乐欣""金康""金奥康""希陶""天保康""天狮"等均在各自领域拥有较高的品牌知名度，在同类产品中已树立起了较突出的品牌优势。

2017年12月，在国家级大型论坛"2017第十二届中国全面小康论坛"上，康恩贝集团董事长胡季强荣获"2017中国全面小康十大杰出贡献人物"奖。从2013年至今，康恩贝在浙江、云南等地，累计流转、租用土地约12万亩，投入资金逾10亿元，惠及当地困难农户近2万户，每年每户可因此增收1.5万元至7万元。多年来，企业领头人胡季强在做强实业、做大产业的同时，将精准脱贫和产业扶贫作为企业发展的重点工作，走出了一条使农业增效、产业增值、农村增绿、农民增收、企业增力的产业链精准扶贫道路。在兰溪水亭畲族乡盖竹里村，6年前人均年收入不足5 000元，一度成为兰溪的经济落后村。2012年，康恩贝在村里流转土地种植银杏，建成万亩银杏基地，种植了八千亩的银杏林。村民们不仅可以拿到土地流转的租金收入，还能成为基地工人，不离土不离家实现增收。如今，村里的人均年收入达到了1.4万元。同样，在云南曲靖市炎方乡，康恩贝依托自然禀赋和特色农业，在农工互补的基础上开展农旅结合的新型产业链构建，投资1.2亿元兴建康恩贝银杏庄园，同时把更多的村民纳入现代旅游产业体系，引导农民发展农家乐、生态种养殖、特色工艺品加工等产业。

展望未来，公司将继续秉承"集天下才智，创宏伟事业，为人类健康、献至诚至爱"的企业宗旨，恪守"诚实守信、依法经营，质量第一、顾客至上，安全第一、友好环境，关爱员工、奉献社会"的四大天条，倡导并培育公司和谐与激情并进的文化氛围，努力发挥公司整体实力和品牌优势，一如既往地致力于现代植物药领域的创新发展，将康恩贝打造成为中国最具品牌价值的医药企业和世界植物药领军企业。

三、浙江一新制药股份有限公司

该公司坐落于环境优美、绿坪如茵的省级经济开发区——浙江省兰溪市经济开发区，是一家以生产中成药为主，中西药结合并具有自营进出口经营权的高新技术企业。1993年1月20日由原来的一新制药厂改名为浙江一新制药股份有限公司。注册资本4 017.16万人民币。法定代表人何遂庆。

公司组建以来，秉承"求实创新、敬业诚信、质量第一、规范经营"

的质量方针，以产品开发、市场开发、技术进步和人才引进为龙头，企业规模和档次有了很大提高。公司占地面积 182.35 万平方米，建成了口服固体制剂、液体制剂、天然药物提取、大容量注射剂等生产车间和检验设备齐全的科技质检楼。公司作为从事中西药制剂及天然药物制剂研制、生产和销售的国家高新技术企业，系国家中成药五十强企业，浙江省"五个一批"企业。2002 年公司整体通过国家 GMP 认证和 ISO9001 质量管理体系认证。2005 年又获"浙江省知名商号"称号，此外，公司多次荣获省、市技术进步优秀企业和文明单位称号。"一新"商标连续三届荣获"浙江省著名商标"。现已形成了一系列具有全国性影响的名牌产品，其中"贝得宁儿童咳液""克比奇羚羊角胶囊""升气养元糖浆""清淋冲剂"被列入中国中药保护品种；"安达平强力枇杷露"被评为中国中药名牌产品；此外还有"尼斯可""必利那""镇咳宁"等一批新药先后获得多种省级荣誉称号。

在产品开发方面，通过与中国科学院药物研究所、中国医学科学院、中国药科大学等科研院校的合作，成功开发了一系列新药。到目前为止，中西制剂产品有口服液、胶囊剂、片剂、大容量注射剂、颗粒剂等 11 大类 60 余只品种，其中有 12 只新药以及"贝得宁"儿童咳液等 7 只产品为国家中药保护品种，此外，"安达平强力枇杷露"荣获"中国中药名牌产品"，"贝得宁"荣获"浙江省名牌产品"。原料药氢溴酸加兰他敏等产品出口世界各地。保健食品喜满家牌通畅益脂胶囊选入中国名优产品数据库。通过公司全体员工努力，公司的经营规模和整体水平跨上了一个又一个新的台阶，相继被评为全国中成药五十强企业、浙江省技术进步企业、省区外高新技术企业和"五个一批"企业。"今日健康，明日辉煌"，一新人以人类健康和幸福为己任，正以焕然一新的面貌步入中国制药企业之林。

公司坚持"以人为本，科技兴企"的发展战略，以科技为先导，市场为导向，坚持观念创新、机制创新、技术创新和管理创新，全面提高企业竞争力。

形成药都兰溪的新态势

兰溪中医药文化历史源远流长，宋绍兴二十一年（1151）即设惠民药局。历史上兰溪由于水运便利，各地药商云集，药铺林立，是著名的中药材集散地。其中以诸葛亮后裔为主体的"兰溪帮"，更是传承其"不为良相，便为良医"的祖训，凭借着精湛的家传技艺与中药材加工炮制水平，成为包括安徽绩溪、浙江慈溪在内的"三溪"药帮之一，兰溪则成为名不虚传的江南药都。王镜潭、童文、张山雷均为药帮翘楚。

改革开放的春风再次吹绿兰溪的中医药文化产业，兰溪康恩贝大药房有限公司、金华市九德堂医药［同治十三年（1874）开业，店主系兰溪人］、金华尖峰大药房、金华老百姓医药、兰溪市云龙大药房、金华市太和堂医药（最早为兰溪人经营开业）、金华国控大药房、金华柏康医院连锁店有限公司均在兰溪这块方圆之地建起连锁店。此外，康恩贝大药房建起德泰（梅江镇国庆村）、普济堂、康乐、石龙头、水阁、殿山、孟湖、午塘、甘溪、华丰、殿口、九色鹿、轻工业园区、徐济仁堂等连锁药店；金华市九德堂医药建起兰溪红星、横溪陈氏、柏社万安、墩头、烟溪、诸葛、永昌、溪西、马涧一和等连锁店；金华尖峰大药房建起华福（云山街道曹家路72号）、排岭连锁店；金华老百姓医药建起马涧、灵洞连锁店；兰溪市云龙大药房建起丹华路、白沙、大阜张、张坑、北站、石渠新桥头等连锁店；金华市太和堂医药建起兰溪诸葛、游埠、和平、永昌连锁店；金华国控大药房建起兰溪殿山、九色鹿、孟湖、石龙头、下祝宅连锁店；金华柏康医药建起兰溪金信、游埠永胜西路连锁店。兰溪地区还有兰溪康诚大药房有限公司、兰溪平民大药房有限公司、兰溪市马涧有限公司。中医药产业可谓遍布兰溪城乡。

传承中医药文化和知识的专业医院也应运而生，取代了中华人民共和国成立前"前店后场设坐堂医师"的行医与中药经营的模式，如兰溪人民医院中医科室、兰溪市中医院、兰溪名中医馆等。邵小伟等一批个体中医医院和诊所遍布城乡各地，满足了群众的需求。

2013年4月26日，由兰溪市中医学会、兰溪市张山雷研究会、兰溪市博物馆联合举办的"兰溪中医药文化展"，在兰溪博物馆临展厅开幕。这是对兰溪历代名中医、中医教育、传统及现代制药等进行的集中展示，旨在回顾兰溪中医药发展历程，让社会了解兰溪中医药文化的悠久历史和辉煌成就，弘扬兰溪杰出的本土医药文化，宣传推广中医药在强身健体、防病治病中的独特地位和作用，为广大人民群众提供一个了解中医、认识中医、感受中医的平台。金华市卫生局、兰溪市政府相关领导出席开幕式。

据了解，本次展览期间，主办方还将邀请兰溪市著名中医吴恨非等老专家在展厅为市民进行义诊。

2017年11月23日至11月29日，由浙江省中医药学会、兰溪市中医院承办，浙江景岳堂药业有限公司协办的"兰溪首届张山雷中医药文化节暨振兴中医药大会"开幕，国家中医药管理局办公室副主任侯卫伟、浙江省中医药管理局局长徐伟伟、浙江中医药大学副校长张光霁、浙江省中医药学会会长肖鲁伟，兰溪市领导朱瑞俊、蔡艳、胡向东、吴丽娅、陈泳帆、陈兴兵参加活动。此次文化节将重点开展"浙派中医"宣传巡讲活动暨张山雷先生学术思想研究进展学习班、中医药健康产业走向现代化发展论坛等活动，还将举办张山雷中医药文化展，对促进我市的中医药事业发展，大健康产业发展以及"健康兰溪"建设具有重大意义。

兰溪市委副书记、市长蔡艳在致辞时说，兰溪药业历史源远流长，与安徽绩溪、浙江慈溪并称为"江南三溪"，称雄江南中药市场700年，药帮文化名扬天下，历代名医辈出。当前，我市作为全国农村中医药工作先进县市，也是全省唯一的"天然植物药物产业基地""中国天然植物药物先进制造业基地"。杭白菊、芙蓉叶、银杏叶等特色中药材万亩基地基本形成，以康恩贝集团和"天一堂""一新"为代表的制药企业发展迅速，全市医药健康全产业有600多家企业。"十三五"时期，我市将健康医药作为五大主导产业之一，大力发展集"药、疗、养、健"于一体的大健康产业，推动文化与养生、文化与旅游深度融合、共同发展，预计到2020年，全市医药大健康产业产值达200亿元。下一步，我市将肩负起"药都担当"、贡献"药都力量"，当好中医药发展的"领头羊"，中医药产业的"排头兵"和中医药为人民群众提供全方位全周期健康服务的探索者，把中医药这一祖先留给我们的宝贵财富继承好、发展好、利用好，把张山雷中医药文化节办成人民的节日，将中医药文化转化为中医药生活，全民参与、全民共享，提高中医"治未病"、中医养生、中医康复等预防保健的普及，不断增强群众的获得感、幸福感和满足感。

侯卫伟、徐伟伟对我市首届张山雷中医药文化节的成功举办表示祝贺，并希望我市能够继续大力发展中医药健康服务、健康事业和健康产业，做大做强中医药产业，不断提升群众中医药健康文化素养。开幕仪式上，开展了宣读中华中医药学会贺信，举行市中医专门学校、市张山雷中医医院授牌仪式和中医中药中国行"金华站"授旗仪式，中医代表宣读弘扬张山雷学术思想宣言以及企业代表发出振兴中医药倡议等一系列活动。

由于兰溪中医药继承和发扬工作成绩显著，2001 年，国家中医药管理局授予兰溪"全国农村中医工作先进县市"称号。2012 年 12 月及 2018 年 12 月，国家中医药管理局又两次授予兰溪"全国基层中医药工作先进单位"称号。2018 年 12 月 27 日，浙江省委、省政府和金华市委、市政府批复同意《兰溪市机构改革方案》。2019 年 1 月 18 日上午，兰溪市中医药管理局挂牌。

《吴荫堂医案集》问世

中医师汪建敏编辑整理的《吴荫堂医案集》问世，得到了金华、兰溪中医界的广泛赞誉。汪建敏呕心沥血，苦苦搜寻吴荫堂先生的所有资料，近及本地，远至江西赣州，终成该书。难能可贵的是该书的出版，填补了兰溪中医史上一位名医的空白，实为兰溪中医界的一大幸事！

该书于 2018 年 8 月 5 日由上海科学普及出版社付梓。清末民初的浙西名医吴荫堂现存医案均由其学生随诊记录保存至今，他善治杂病尤精血证，对咳血病的研究造诣颇深，在浙中西部享有崇高威望。吴荫堂先生是汪建敏外婆的父亲，他的外公方耀滨既是吴荫堂先生的女婿，也是吴荫堂先生的徒弟，曾经也是兰溪声名远扬的名医。作为外公的独生女儿，汪建敏的母亲也自幼学医。吴先生存世的手稿、手迹，一部分留存在汪家，还有一部分在吴荫堂后人手中（后来被汪找到），其母亲与他自己格外珍惜，常常反复研读，希望有一天能将之公布于世，让更多人受益。当时一同师从吴荫堂先生的有三位大弟子，均声名了得，一位是全国首批名老中医、享受国务院特殊津贴专家、原浙江医院副院长吴士元，还有两位是浙江名中医叶永清、叶建寅兄弟。

翻开《吴荫堂医案集》，其医案医文并茂，全是对症的病例、处方，还在细微处标注了药物的加工炮制方法。

吴荫堂医案是文言文、繁体字、骈俪体医案，有近百年历史，为了便于阅读理解，编辑时对医案进行了标点符号标注、繁体字转换和文言文注释等工作，使读者能快速领悟其学术思想及临床经验，为读者得到精湛的中医知识提供便利。全书共整理出了 400 多例医案，分为杂病和血证两部分，其中最精华的部分也就是吴荫堂最拿手的血证，每一个经验方，都值得借鉴推敲使用。

20 世纪初，肺结核病在我国一些地方流行，死亡率高，西药几乎无药可用，而中医药却能起到很好的治疗作用。吴荫堂先生通过不断地钻研和实践，创立了治疗血证"八法"，不但治愈了自己的咳血病，还治愈了近邻四方和远至安徽、江西等地慕名而来求治的患者，是名副其实的"血证圣手"。

根据《吴荫堂医案集》记录，有安徽患者咳血病（相当于肺结核）年余，久治不愈，吴先生细问病史，察舌按脉，辨证施治，分三步开方用药，先镇肝肃肺，待咳血好转再商补虚清络，诸症好转后再组丸药善后，最终药到病除，再未复发。

汪建敏在临床 30 多年中一直在使用吴荫堂先生的方法，医效显著，他说："每每有病患在我手里治愈，越发感到吴荫堂先生经验方的珍贵。虽然目前结核病有了特效药，但容易产生耐药性，这也是治疗结核病最大的难点，根据《吴荫堂医案集》及血证的经验总结，利用传统中医药来控制已有耐药性患者的病情，可以弥补这方面治疗不足。"

临床中，汪建敏经常会试用吴荫堂的验方，如在治疗慢性化脓性骨髓炎方面也有成功的病例。慢性化脓性骨髓炎是疑难杂症之一，少见，但足以令医生束手无策，急性期采用大量抗生素能取得较好效果，但是一转入慢性期便非常棘手，往往迁延不愈，日久后有恶变的可能，需要做截肢手术。而在慢性期中医药有很好的处理方法，而且疗效很好。汪建敏治愈了两名患者，其中一名是年仅 11 岁的孩子，用的就是吴荫堂先生的经验方。当年的小患者如今已健康长大成人，至今未复发。

汪建敏编纂的《吴荫堂医案集》正在申报 2019 年度金华市中医药科技研究项目"名医名方、专病专方开发研究"，旨在全面推广吴荫堂中医学术的研究成果，充实浙派中医的内涵，扩大中医文化的影响，同时也惠及后世中医传承者。

第三章　兰溪中医药文化教育

兰溪中医药文化教育为兰溪中医药文化的发展起到承前启后的作用，其业绩有目共睹，功不可没。

中医专门学校

1919 年春，兰溪公立中医专门学校创立，校址租赁县城北门严氏花园（原兰溪化工厂址）。这是继江苏黄墙中医专门学校之后全国第二所中医专门学校。学校经费由县知事盛鸿涛征收戏捐拨助，年收 400 余元。次年，校长诸葛超专程赴沪求贤。经上海神州国医学会介绍，聘请嘉定中医名宿张山雷担任教务主任。张山雷到校后，提出了"发扬国粹，造就真才"的办校宗旨，引进了规范的现代教育模式与先进的教学方法。同时，又根据中医的特点，强调"笃行"，即临床实践。学制五年，预科二年以基础理论为主，本科三年以临床科为主，整个教学以生理、卫生、脉学、病理、药学、诊断、方剂七者为经，以内、外、妇、儿等课为纬，课程实施从基础到临床，学校专设实习点。鼓励病案讨论，培养学生博采众长、知常达变的能力，校内创设学术园地，发动学生撰写论文，开展学术争鸣。由于办学严谨，教学有方，吸引了各地求学之士。据《同学录》记载，第一期仅有浦江、汤溪、义乌、宣平、龙游和兰溪六县的学生 33 人。后来省内大多县均有学生就读。到四期时远及江苏、福建，随后安徽、江西、上海等地也有人来就读。校长先后由章少洲、诸葛超、诸葛辅、王韵槐、诸葛韵笙担任。1928 年，中医专门学校改为私立，由瀫西药业公所接办，每年出资 1 000 元。校址迁入药皇庙。1929 年，国民党当局对中医中药采取限制扼杀政策，学校又一度易名中医传习所，后经中医中药界人士的力争，恢复原称。1937年抗日战争全面爆发，中医专门学校停办。办学 19 年间，共培养本科毕业生 556 人，他们来自浙、闽、赣、苏、沪、皖诸省市，后来大多成为名中医。曾任南京中医学院教授、中华中医学会针灸分会理事长的邱民茂，原浙江中医学院（现改称浙江中医药大学）6 病房主任中医师吴士元，均毕业于该校。

联合医院以师带徒模式

1956—1962 年，为解决中医后备力量不足，在中医院前身联合医院采取边学边干、以师带徒的模式，先后招收中医学徒近 20 人。其任课老师由张山雷弟子蔡济川、佘枚笔、罗震春等担任。出师后基本在本县成为中医骨干。

中医药科学研究和民间医药发掘

兰溪中草药资源丰富，药业兴旺，民间颇多验方、秘方。1959 年"采风献宝"运动中，许多老中医献出珍藏单方、验方。1960 年由县科学技术委员会、县卫生科、县医药卫生科学研究所编成《民间单方验方》两辑，收录内、外、妇、儿、伤、五官、针灸等科单方和验方 552 个（第一辑 241 个，第二辑 311 个）。1969 年，医务人员发掘中草药防病治病，两个月时间在境内收集到 400 多种中草药、近 2 000 个土方。1969 年 10 月，由县革命委员会政工组卫生革命办公室辑为《草药土方汇编》，收载常见草药 251 种，兼收土方 995 个。

同年 9—11 月，在冶炼厂开办"兰溪县'六二六'门诊部"，用中草药、针刺、艾灸、拔火罐、推拿、三棱针、耳针、手针等疗法治疗各种常见病、多发病，日门诊数 300~500 人次。并培训 2 期学员，有区、社医生和"赤脚医生"百余人参加。1970 年 3 月下旬召开土医、草药医生、"赤脚医生"代表座谈会，组织献方献药。所收编的单方验方及有显著疗效的"协定处方"于 1970 年 4 月由中草药研究推广小组汇编成《中草药单方验方选编》，载内、外、儿、妇、五官等科 79 种病共 208 方。同年 11 月，县中草药研究推广小组又编印《中草药协定处方》，载内、外、产、五官等科 66 方。

1976 年 12 月，县卫生局组织医务人员在溪西、下金、应家、灵洞等地试用牡荆油丸与牡荆子浸膏片治疗慢性支气管炎，进行临床验证。次年 12 月又进行黄荆子注射液治疗慢性支气管炎药物验证。

1984 年 6 月，人民医院与中医院进行"芙朴感冒冲剂"临床验证，并以"板蓝根冲剂"作为对照组。经两个月观察，疗效颇佳。经申报批号后，大量行销医药市场。

《近代著名医家张山雷遗著的发掘整理与研究》获 1996 年度省中医

药科技进步一等奖和省科技进步三等奖；《兰溪中药传统炮制经验总结》获 1999 年度市科技进步二等奖；《兰溪当代名中医传略》获 2002 年市科技进步二等奖；《温病条辨方剂歌括整理汇编》获 2003 年市科技进步三等奖；《钩针治疗肱骨外上髁炎临床研究》获 2004 年市科技进步二等奖，并获 2005 年省中医药科技创新三等奖；《骶管注药配合独活寄生汤治疗腰椎间盘突出症的疗效总结》获市"金桥工程"三等奖。中医药人员结合临床经验积极撰写论文，自 2000 年以来，在国家级杂志发表论文 6 篇，省级杂志发表论文 57 篇，金华市级杂志发表论文 7 篇。

兰溪中医班

1962—1963 年，在政府主导下，由县工商联筹集资金，县文教科协同卫生科举办，由县招生委员会在初中毕业统考中招收有志于学习中医的毕业生，创办兰溪中医班。该中医班附设于城关初级中学（第二中学前身）内，学制为四年全日制，教育计划参照中医学院教育大纲，既抓基础，又联系实际。两年二期先后招生 97 人，毕业 67 人。共设政治、体育、音乐、医古文、中药学、方剂学、诊断学、内经、伤寒论、金匮要略、温病学、中医内科学、妇科学、儿科学、外科学、针灸学、伤科学、喉科学、中国医学史以及医事蒙求等科目 23 门。教材以全国五院统编教材为经，以张山雷先生所编教材为纬，同时结合现代医学。师资由卫生科调配，学校聘请张山雷先生的学生蒋理书、孙平、吴春祈任专职老师，兼课老师为县人民医院叶建寅、汤伟乐和中医院罗震春、汪惟章等，蒋理书任教务主任。突出了张山雷严谨的治学精神和理论联系实际的学风，体现了衷中参西精神。学生毕业后，先后被分配到兰溪、金华、武义、浦江等地，从事中医工作，成为当地基层卫生院的中坚力量，妥善地解决了兰溪及周边县市中医断层问题，为中医事业起到了承前启后的作用，有力地推动了兰溪及周边中医事业的发展。现有高级职称人员 15 名，在省、市卫生系统中享有较高的评价和声誉。

附毕业生名单：

六六届毕业同学

王义芳　方瑞祥　朱文仙　叶文清　叶可夫　吴冬梅　吴达义　吴秀雄

汪定华　邵志峰　邵月仙　郑根娣　赵根炎　赵慧娥　严以恭　徐炳良

徐晓君　倪明皎　冯淑静　俞大毛　曹根娣　葛　玲　蔡庆云　颜永潮

六七届毕业同学

王　芬　毛美莲　史美儿　马卫宝　叶开旭　汪玉林　李志正　吴静山

吴恨非　吴彩云　吴政明　吴立新　汪丽茜　严晓刚　郑培椿　何国侃

赵素云　冯丽珍　胡昭林　胡福星　孙素娥　孙旭飞　夏　锋　章顺发

许爱华　许培德　陈红卫　陈晋捐　陈　健　陈跃旗　郭　祁　骆海妹

骆文君　张玉英　张锡康　陈（程）良骏　杨燕君　杨菊香　韩文荣

裘再珍　蔡兰芳　潘友熙　潘立群

兰溪市卫生进修学校

兰溪市卫生进修学校建于 1980 年 12 月 15 日，校址在聚仁路 37 号。作为为全市卫生医疗人员提供教学培训服务的专业机构，自 1981 年至 2005 年底，培养成人中专药剂专业、卫生保健专业初中级人才 118 人；临床医学专业大专学历 90 人；药学专业大专学历 92 人。乡村全科医生培训 137 人。

诸葛中药班

1986 年 9 月，4 位退休人员有感于中药人员缺乏，不能适应中医药事业发展，创办了诸葛中医班，校址设在中药之乡诸葛镇。第一期招生 63 名，生源来自金华、建德、兰溪。学制三年，除普通课外，另设的基础课有：拉丁文、化学、生理解剖学、药用植物、中医基础、医古文、方剂学、药理学、中药学；专业课有：中药化学、中药鉴定、中药炮制、中药药剂。金华市教委颁发毕业证书，通过省卫生厅"上岗合格证"考试，在金华、建德、兰溪 3 市各区乡卫生院和市医药公司、药店就业。第二期 124 人，1990 年毕业，就业情况为市境乡镇卫生院 37 人、中药店 8 人、外县市卫生系统 16 人、医药公司 63 人，共分布 13 个县市。

该中医班后来转为民盟兰溪市委员会继续办学，更名为兰荫职校，至 2009 年转为盟员胡建中个人创办，学生遍布省内外。尚有兰溪前进职业学校中药班毕业生 128 人；兰荫职业学校中药班毕业生 281 人，在校生 317 人；工商职业学校中药班毕业生 127 人，在校生 36 人。

其他办学

除此之外，农工民主党曾在 20 世纪 80 年代在前进职业学校内举办过若干期中药班，培养后备人才五六十人。兰溪卫生学校在举办各类短期培训班的基础上，也曾在 1998 年招收中医学员 108 名，学制三年，毕业后分配到各乡镇卫生院，成为骨干力量，并在 2011 年与浙江中医药大学联合开办中医函授"专升本"学历班，毕业生 35 名，总校统考，合格者发给本科毕业证书，优秀者发给学士学位证书。

名老中医药专家传承工作室

2018 年 5 月 28 日上午，兰溪市中医院举办姜黎平全国基层名老中医药专家传承工作室揭牌仪式。兰溪市领导胡向东、吴丽娅、陈兴兵为工作室揭牌。

2017 年 12 月 18 日，国家中医药管理局下发《关于组织开展 2017 年全国基层名老中医药专家传承工作室建设项目的通知》，由兰溪市中医院主任中医师姜黎平带领的工作室被列入全国基层名老中医药专家传承工作室建设项目。2018 年 1 月初，姜黎平医师和省中医药管理局签订工作室建设任务书。同年 5 月 28 日，位于兰溪市中医院康复大楼一楼的姜黎平全国基层名老中医药专家传承工作室正式启用。

确定继承人、安排继承人跟师、举办学习交流活动、教学查房、下乡巡诊带教……自项目确定以来，各项工作有条不紊地开展，在医院的关心支持以及姜黎平医师和继承人的共同努力下，仅 4 个多月，工作室建设便取得了一定成效。

按照浙江省中医药管理局《2017 年全国基层名老中医药专家传承工作

室建设项目实施方案》要求，姜黎平全国基层名老中医药专家传承工作室安排继承人有8人，除兰溪市中医院肾病科中医师周晓玲、周盛起、洪艳、吴青4人外，兰江街道社区卫生服务中心的陆庆芳、马涧镇社区卫生服务中心的胡伟、兰溪市大阜张村卫生室的郭丽娟和云山街道陈家井村卫生室的郑旭英也被列入继承人名单。工作室还将重点指导兰江街道社区卫生服务中心和兰溪市大阜张村卫生室、上华街道横山村第二卫生室。

姜黎平医师原为兰溪市中医院党委书记、院长，主任中医师，全国中医肾病专业委员会委员、浙江省中医临床技术骨干、金华市名医、兰溪第六批专业技术拔尖人才、兰溪市卫生系统重点学科带头人。2006年、2007年分别增补为兰溪市第十一届、第十二届政协委员；2015年当选为首届兰溪市名院长、中共兰溪市第十二届人民代表大会代表。

他从医40余载，擅长肾脏病及内科中西医结合治疗，具有非常丰富的内科临床经验。除了担任全国基层名老中医药专家传承工作室指导老师外，姜黎平医师还身兼浙江中医药大学兼职教授、兰溪市中医院名誉院长、兰溪市肾脏病治疗中心主任等数职。在揭牌仪式上，姜黎平医师激励继承人要认真学习、提升自我，同时也承诺，将把毕生所学毫无保留地传承给继承人，帮助他们提升中医药学术成就，更好地为兰溪百姓健康服务。

近年来，在兰溪市中医院的推动下，兰溪中医药事业的发展取得了很大的进展，中医药文化氛围日渐浓厚。姜黎平全国基层名老中医药专家传承工作室的建设，为兰溪培育了更多优秀的中医药事业后继人才，进一步提升了兰溪中医药事业发展的水平。

中医药文化进校园

2017年12月22日上午，兰溪市"中医药文化进校园"活动在行知小学启动。

兰溪中医药文化历史源远流长，中医药文化底蕴深厚，为促进兰溪中医药文化发展，开展"中医药文化进校园"活动，在学生中宣传普及中医药文化知识，这也是首届张山雷中医药文化节系列活动之一。

启动仪式上，试点学校实验小学及中医院、天一堂相关负责人做了交流发言。学生们表演了"八段锦"。兰溪市教育局与卫计局签署了"中医药文化进校园活动"合作协议。兰溪市博物馆、兰溪市中医院、兰溪市天一堂博物馆、兰溪市诸葛镇百草园种植基地被授予市中医药文化教育实践基地，43位中医药指导医师收到任教聘书。接下来，第二批10所试点中小学校也将陆续参与到"中医药文化进校园"的活动中来，并通过开设中医药文化宣传长廊、开辟中医药种植基地、中医师进校园讲座等多种形式，在全市校园内推广中医药文化。

在央视开播《开学第一课》的同时，兰溪市教育局面向全市中小学生开展了内容丰富的"开学第一课"，让同学们顺利地由假期过渡到上学时光，开启学习模式。

2018年9月1日，全市6万多名中小学生共同上了一堂中医药文化课。这是兰溪首次将中医药文化作为开学第一课，让学生们通过学习中医药文化，丰富中医药健康知识，传承中医药文化。在振兴小学的主课堂，兰溪市中医院院长孙里杨讲述了《中医药与健康——医的起源》，通过实况录播，全市 1 000 多个班级实时收看。在课堂上，同学们感受了中医药的博大精深以及兰溪中医药文化的深厚底蕴。

推进中医药进农村文化礼堂

2018 年 10 月 24 日上午 8 时，兰溪红十字会医院退休中医吴国珍带着 74 岁的母亲黄翠珠，到兰江街道姚村文化礼堂坐诊。母女俩都是从业几十年的老中医，刚一坐定，前来求诊的村民就排起了长队。问诊、把脉、开方……两位中医忙活一上午，顾不上喝口水。兰溪第二届张山雷文化节开幕，作为文化节内容之一的"中医药进文化礼堂"活动吸引了众多周边群众。村民们听说当天有中医咨询、体验和问诊，都一大早赶到文化礼堂。活动现场，除了 10 多位名医坐诊外，还设置了"治未病"体验区，同时开展体质辨识、养生茶、药膳、四季贴以及针灸推拿拔罐等中医非药物治疗。进文化礼堂给村民看病，传播中医药知识，将成为兰溪市普及中医药文化的重点项目之一。

近年来，开展"中医药文化进农村礼堂活动周"活动，以"传播中医药文化，提升民众健康素养"为目标，多次组织讲师团深入农村礼堂，开展中医药科普知识讲座、中医药健康咨询义诊、中医药互动体验、中医药文化演出、中医药文化展览、中药谜语竞猜等活动，推进中医药文化与农村文化礼堂建设有机融合，丰富农村文化礼堂内容载体，推动中医药文化振兴。

第四章　诸葛氏中医药文化

诸葛传统中医中药概况

诸葛村落的中医中药世家自古强盛，精英人物层出不穷，药业文化丰富多彩。诸葛村的药业经营，经过明清两代五百多年的历程，其影响面波及东南沿海各省，甚至远达川、陕、两湖、两广；同时，在各地经营中药业的诸葛子孙，赚到钱财之后的"第一要务"大多是携款回高隆岗营建家园，或捐助村中公益事业，或慷慨解囊济民救难。正因为他们的贡献，才有今天的诸葛古村落里那气派、典雅的民居，众多的厅堂楼阁、花园别墅，以及一脉相承的高隆诸葛家族文化。我们在回头重新审视诸葛中医药业发展的历程时，不能忽视其中诸葛药业世家、精英人物和药业文化的重要作用和影响。

由于过去的中药业是私家经营，甚至连帮工、伙计都以自家人为主，因此药业加工、炮制等一系列手工艺，靠父子相承，氏代相袭，这就形成了诸葛中医药业世家。自明清以来的数百年间，诸葛氏族人药业世家不计其数。如由诸葛则于清嘉庆年间创办的处州（今丽水）生生堂药店，一直由其家人代代相传管理经营。清宣统年间转让给具有药业经营经验的族人诸葛庆生经营，在长兄诸葛润生、堂兄诸葛源生等家人支持下，药店办得红红火火，名闻处州，饮誉省内外。此后也一直由其后代接管，直到中华人民共和国成立后公私合营，至今已有 200 多年历史。江山益寿堂药店是清道光年间由诸葛莲宗创办的，一直代代相传，到诸葛栓已是第四代。这样的药业世家遍布大江南北。据诸葛诚先生 1992 年的调查，当时全村经营中药业在四代以上的"中药世家"还有 18 家。

传统中药有美名。宋末元初以来，诸葛村以传统的中药业，使兰溪与浙江慈溪、安徽绩溪合称"三溪"，称雄江南中药市场七百多年。据 1949 年《兰西诸葛简史》记载："龙游天一堂、衢州上方万生堂、江山益寿堂、开化华埠德星堂、淳安葆仁堂、威坪聚德堂、寿昌李家延寿堂、严州水生堂、金华天德堂、永康义丰堂、缙云春雨堂、处州生生堂、龙泉寿山堂、温州集丰号、福建桐山恒德堂、上海祥泰号、江苏如皋实裕老店等"均为诸葛村人所经营。据 1947 年统计，诸葛村人氏在江南各省、市、县、镇独资经营的中药行、店达 200 多家，占兰溪人开设的中药行、店半数以上。诸葛村，人人习药成风；伤风咳嗽，妇妪皆知用药；三尺之童，多能背诵《药性赋》。《本草纲目》《医宗金鉴》等医药典籍，几乎无室不有。清咸丰之后，村中男丁经营药业者占半数，或开药店，或创药行，或当老板，或做药工，或挂牌行医，和衷共济，因袭相传。诸葛氏经营中药业，咸以"道地药材""货真价实""童叟无欺"相标榜，十分重视本店声誉与商业道德。当年兰溪"天一堂"精制全鹿丸，将要宰杀之鹿，事先陈设三天，当众宰杀，所以人人信服。"天一堂"监制的诸葛行军散、卧龙丹，皆按相传是诸葛亮认定的古方配制而成，疗效显著，为家藏救急的必备良药，与杭州胡庆余堂的辟瘟丹相媲美，至今畅销不衰。自明、清以来，北上京、津，南达闽、广，远至港、台，均有诸葛氏子孙开设的中药行店。

诸葛村历 700 多年科第不绝，加之中药业长盛不衰，因而财力相当雄厚，当年建房规格极高。明末清初，诸葛村就号称有 18 座厅堂、18 口池塘和 18 口水井。至今尚有 50 余座明清古建筑保存下来，绝大多数雕梁画栋，工艺精湛。据国家文物局专家组、省考古研究所专家实地考察，认为像诸葛村这样规模大、年代早、数量多，结构精致、布局合理、保存完整的古建筑群，国内罕见，具有极高的历史价值和科学研究价值。

天一堂："技与艺"的传承

兰溪传统中药生产历史与药店相伴而生，都是由"前店后场"各自加工，技艺娴熟的药工使用"石臼石磨、竹匾藤箩、铁船研钵、火灶陶锅"等精工细作。

正如诸葛药业在中药界的重要地位一样，延续百年的"天一堂"也始终是药业界的一块金字招牌，它在众多药店中脱颖而出，并且持续繁荣，"历百余年而生理勿衰"。

天一堂创建于清同治年间，距今 150 多年，创始人诸葛棠斋是诸葛亮第 47 代后裔。他生于清道光甲辰年，原是儒士，国学生，钦加五品衔。后弃儒辞官经商，致力于药业经营。棠斋先生精于鉴别药材，善于经营管理，习药经商恪守"道地药材""货真价实""童叟无欺"，以"敬业""为民"为办店宗旨，十分重视本店声誉与商业道德，是当时浙江药业界的佼佼者。1863 年，在兰溪城关水门（今解放路）创办批零兼营的"天一堂药店"，取"天下第一、信誉第一、质量第一、服务第一、顾客至上"之意。药店生意兴隆，与杭州胡庆余堂、叶种德堂齐名，又相继在香港、广州设祥源药号。香港的药店，曾为当时国内中成药销往东南亚各国的最大代理商，独领风骚。

天一堂所制丸、散、膏、丹闻名遐迩，"百补全鹿丸"尤具特色。相传，有次一位盲人误入别店购全鹿丸，店主出示后，盲人一摸一闻，随即退出，连说这里不是天一堂，原因是"香气不钻鼻，触手不滋润"。民间更用谚语"不吃天一药，死了喊冤枉；吃了天一药，死了没办法"来表达信赖，天一堂"以质取胜"绝非虚名。

"天一堂"监制的"诸葛行军散""卧龙丹"皆按古方配料精制而成，疗效显著，为家藏必备良药。《诸葛氏宗谱》这样记载诸葛棠斋："吾乡商宗，声华并茂……"。当时都察院左副御史唐壬对诸葛棠斋的经营业绩赞道："利占三倍，产积千金。"现天一堂旧址中悬挂的对联"天合虽无人见，诚心自有天知"，就是他的座右铭。

诸葛棠斋把医德行风、经营管理概念浓缩成八项十六句，即为：

成药制作，选择道地；前店后场，管理有序；
传统炮制，力遵规范；分工合理，职责分明；
名师掌柜，鉴别真伪；店无闲人，柜无闲事；
药物分包，有利监督；真真假假，童叟无欺。

清光绪庚子年（1900），57岁的诸葛棠斋去世，乡里皆为之悲，其族弟国学生诸葛范用64味中药名撰写的祭文自古少见，妙不可言：

"呜呼！秋桂枝高，痛泣威灵仙去；冬桑叶落，更悲王不留行，恭维我兄斐斋公者，禀性光明，持躬厚朴，细辛处事，苦练成家，成大腹之能容，亦合欢而有庆。只为潼关失怙，苦丁慈父之忧，于焉浮海经商，甘遂劳人之驾。迨至业精百草，利获千金；新会朋济，当归故里。余粮满石，有时则润及慈姑；益智多仁，至此则苦忧知母。骨肉果团圆以序乐，弟昆布慈惠以无私，宜乎宝树联浑，五加其一；银花叶瑞，二妙成双，有事必不为违心，随遇自然得意者也。

"胡意平生急性，留毒归身，病起无名，含吐未能活络，医诚没药，肿痛改以连须，百药徒煎，千年难健。恨登仙于紫苑，徒洒泪于青风也乎，兹际梅开绿萼，橘皱丹皮，律转阳春，期当望月。驾场车于熟地，借巢穴于原枝，弟客连翘，哀声续断。弟等密蒙友爱，薄荷教言，叹栀子云亡，悲使君之不见。声歌薤白，聊呈竹叶之觞，服带麻黄，有感荆花之宜。望车前而洒涕，束藁本以为刍。血献仙茅，香供白檀一炷，露擎佛手，酒斟红曲三杯，神曲有歌，公英来格。"

这是诸葛村特有的药文化的体现。

棠斋逝世后，其子韵笙，字源生，继承父业。源生 22 岁中秀才，27 岁留学日本，父去世，遂弃业继承和发扬父业，先后在上海开设了祥泰药行，在杭州开设了同丰泰运输行，使天一堂得到了空前发展，成为一大联网药业集团，历数十年不衰。

父子两代事业有成，对地方公益事业也大力资助，为诸葛宗祠捐巨款，30 年代捐资创办诸葛宗高小学和接办兰溪中医专门学校，并兼校长。曾任香港、浙江商会会长，深受社会各界称颂。

如今天一堂已拥有符合现代化制药要求的设备和厂房，先进的工艺技术，年产值超亿元，产品畅销全国和东南亚地区。天一堂展厅中展示的"芙朴感冒冲剂""天一止咳糖浆""婴儿健脾散""清宁丸"等都是天一堂畅销不衰的产品。

由于历史的变迁，天一堂大部分建筑已毁。但天一堂的后花园保存完好。花园建在诸葛村最高点的大柏树下，面积近三亩，亭子和回廊保存至今，站在亭子里能看见诸葛村的全貌，亭子的立柱上有副楹联是棠斋公自撰的：

> 余地辟三弓，何必羡金谷繁华，争奇斗艳；
>
> 诚心唯一点，务须追杏林至德，救死扶伤。

园中有几百年树龄的松柏、杜仲、银杏，还种植了几百种药材供游人观赏。此外，园中有竹、有松、有蕉、有萝、有兰、有假山、有小桥、有流水，云烟轻绕，禽鸟和鸣，还养有梅花鹿；有蛇池、鱼池等，是一个中药活标本园。

1942年，第三代传承人诸葛起鹏接管天一堂，同年5月，日军入侵兰溪，天一堂迁至诸葛村。1945年8月，抗日战争胜利后，天一堂迁回兰溪县城。1949年5月，兰溪解放，天一堂由政府接管，兰溪解放路药铺仍然保留。1956年公私合营时天一堂开始工业化规模生产，地址在兰溪中山路迎春巷。1971年产房扩建，迁址兰溪市枣树村（永进路6号），现浙江天一堂中药有限公司位于兰溪市天一路1号。保存有三处遗址：兰溪市永进路6号的天一堂制药厂、西门天一堂药店、诸葛八卦村的天一堂药铺。晚清至民国时期，天一堂经营业务近及江浙，远至陕西、山东、广州、香港、上海等地，享誉大江南北。

中华人民共和国成立后，天一堂走过了风风雨雨的历程，历经 10 任厂长。1995 年后，天一堂将独特的传统中药炮制技艺与现代科技有机结合，独创了西黄丸原料（乳香、没药）炮制方法，并获得了国家发明专利。

2002 年，"天一堂"被认定为浙江省著名商标，2005 年被认定为"浙江省知名商号"。2009 年，天一堂中药文化列入金华市级非物质文化遗产代表名录，2010 年，天一堂被评为"全国中药企业传统品牌十强"，2011 年，国家商务部认定天一堂为"中华老字号"，2016 年，天一堂中药文化列入浙江省非物质文化遗产代表名录，王天亮为兰溪市级非遗代表性传承人，浙江天一堂药业有限公司为兰溪市级非遗传承基地。

天一堂在实践中不断改进、创新，形成了其独特的中药文化。"天一堂"遗址悬挂"天合虽无人见，诚心自有天知"的对联，这是天一堂人信奉的以"诚心戒欺"的行业道德规范，也是天一堂的祖训。做生意讲诚信，老少无欺，贫富无欺，不能有丝毫掺假，以质量、信誉、服务为兴业之本。药材来源道地，是保证成药质量的前提。如菊花用安徽亳州产的，川贝用四川松潘产的，广皮用广东新会产的，当归用甘肃产的……近年来，新建了木芙蓉叶、厚朴、牛蒡子等多个药材种植基地，更好地保证了药材的质量。

天一堂还建立了严格的炮制操作方法。中药必须经过炮制之后才能入药，天一堂中药炮制技艺是根据中医药理论，依照辨证施治用药的需要和药物自身性质，以及调剂、制剂的不同要求所采取的制药技术。其炮制方法有修制、水制、火制、水火共制等。修制，可分为纯净、粉碎、切制等方法。水制，指用水或其他液体辅料处理药材的方法，常用的有淋、洗、泡、漂、浸、润、水飞等。火制，有炒、炙、煅、煨等。水火共制，有煮、蒸、淬、弹等。

天一堂传承了"乳香、没药醋制法""厚朴姜汁炙法""何首乌黑豆汁制法""大黄酒制法""牛蒡子清炒法""珍珠水飞""麝香配研法"等上百种中药炮制技艺，形成了药材道地、炮制精湛、独家配方、传承独特的天一堂中药文化。

天一堂自创建以来，在历史长河中大浪淘沙，在岁月锤炼中风雨飘摇，失去了很多宝贵的医药典籍资料。天一堂遗址的建筑物有多处损毁，旧时制药工具流失较多，尤其是解放路的旧址需及时修缮。目前，一批老药工依然健在。在他们带领下，有一大批中青年技术人员成长起来，技术力量雄厚。

天一堂中药文化代表性传承人王天亮，是金华市劳模、浙江省优秀企业家、浙江省政协委员。自1995年接管天一堂至今，培养了一大批中药技师。他秉承"弘扬百年名牌，奉献中药精品"的宗旨，富有开拓创新和实干精神，带领天一堂人在继承和发扬诸葛中医药文化优势和特色的基础上，把天一堂建成现代制药企业，为中医药产业的振兴与发展作出了贡献。

1995年后，天一堂将传统中药炮制技艺与现代科技有机结合，立足传统，融古开今，用现代的检测技术验证传统中药炮制技艺的合理性，独创了西黄丸原料（乳香、没药）炮制方法、芙朴感冒颗粒制备方法、石斛夜光丸制备方法、血脂灵片制备方法、珍黄片制备方法等多项技艺。如今的天一堂是一家具备开发、生产、销售一体化的现代企业。

目前，天一堂中药有十四个剂型，一百多个品种，其中治疗跌打损伤、风湿痹痛的外用舒筋制剂及其制备方法等 8 个产品获国家发明专利，产品销往全国 20 多个省、市、自治区，并出口东南亚市场。

天一堂中医药制作技艺只是保护传承了中华传统中药文化的一部分，很多宝贵的医药文化资源已经流失，在中医药学术方面还需要继续挖掘研究，保护传承工作任重而道远。

乾隆御笔题"文成"

清朝乾隆年间，诸葛魏成后裔明魁在苏州阊门外开设文成药行。初时生意清淡，欠下许多债。到了大年三十，他如热锅上的蚂蚁，坐立不安。讨债的人纷纷登门，他只得笑脸相迎，一边设法拖延，以求度过年关。时已天黑，全市只有文成未打烊，仍是灯火通明。这时，只见一伙人马，簇拥着一位客商而来，自说游玩了苏州名胜染上风寒，特来求医借宿。经过精心治疗，客商顿感身体好转。当时客问："今夜既不经营，为何如此热闹？店主看来又为何犯难？"只得直言相告，欠下债银八千两。客商马上答应替他还债。债主个个惊得目瞪口呆，料债务无妨，纷纷离去并愿结来年商情。

谁知第二天客商既不提此事，又无离开之意。店主殷勤接待，一住就是一个多月，宾主二人饮酒，谈古论今，十分投机。一天，客商告辞，仍不提还银之事，而拿笔用赤金粉书写"文成"二字，叫他制匾悬挂于店堂，另写密信一封，叫他亲送苏州抚台。谁知，抚台接信如接旨，店主才如梦初醒，原来客商乃是当今皇上——乾隆，真是又惊又喜。

苏州抚台姓熊名学鹏，不久亲临文成走访，大小官员随来焚香朝拜。

"文成"自此日趋兴旺，名扬州府。抚台与他结为挚友，为他运送苏砖到诸葛老家建造"滋树堂"和西园，并为他亲笔书写"滋树堂"匾额。

据《兰溪县志》载，西园建造得非常华丽精致，可惜毁于太平天国战乱，而"滋树堂"现在只剩下头门之间，看不出当年面目。

大经堂

位于下塘路边的大经堂，是诸葛村的十八厅堂之一，建于明代，具体时间家谱无记载，是诸葛村仲分雍睦堂房派下的私己厅，共三进，苏式砖雕的门头。原在它的正前方二十步外有一门台，装饰豪华，木雕精致，可惜1972年被拆，墙基尚存。大门两旁有一对旗杆石，据家谱载，清乾隆年间历任江苏八县县令的诸葛蓉就是大经堂房派的人。诸葛村有7座厅堂有旗杆，大经堂就是其中之一。

诸葛族人大多从事中医药业，兰溪有句民谚："徽州人识宝，诸葛人识草。"大经堂现辟为中药标本展馆。馆中近千味中药标本都是诸葛后裔自己采集制作的。前厅金柱上的对联这样写道："药业经营遍南布北，可从志书查记述；医道高明救死扶伤，且由宗谱说端详。"

中药业是一门专业性很高的行业，从采集到制作各种丸、膏、丹、散，不仅要有很熟练的技术，而且要研读药书，诸葛族人明清时代从事中药业起就以父传子，以亲带邻，形成独特的诸葛药业文化。后厅前金柱上的楹联这样赞颂："丞相子孙勤劳处世，高隆儿女医药传家。"

后厅中展示的是几百种药用动物标本，有穿山甲、林麝、羚羊、玳瑁等。

大经堂右侧是一小园，园门门台用小斗拱、托拱搭建，小巧精致。小园中种植杜仲、金银花、麦冬等药材和花草。

村中楹联与药名对联

诸葛村中常见一些用中药名连接的楹联和对联。

对联

1. 附子牵牛耕熟地，槟榔贝母过常山。

2. 红娘子推窗望月，白头翁闭门防风。

3. 千年竹叶当归里，百合荆花阳春开。

4. 娃亲无论生熟地，访古犹闻藿木香。

5. 避暑最宜淡竹叶，伤寒尤妙小柴胡。

6. 灯笼笼灯，枳壳原来只防风；鼓架架鼓，陈皮不能敲半夏。

7. 车前草，夏枯草，冬虫草，百草皆为药；金银花，山菊花，茉莉花，三花可当茶。

8. 白头翁，持大戟，骑海马，与木贼、草寇战百合，旋复回朝不愧将军国老；红娘子，插金簪，戴银花，比牡丹、芍药胜百倍，芙蓉出阁宛若云母天仙。

楹联

天一堂楹联

余地辟三弓，何必羡金谷繁华，争奇斗艳；
存心唯一点，务须追杏林至德，救死扶伤。

大经堂楹联

1. 依八卦八阵模式，营建高隆阳宅，花胜兰桂；

   遵良相良医祖训，习研岐黄精义，誉载山河。

2. 丞相子孙勤劳处世，

   高隆儿女医药传家。

3. 良医自古称扁鹊，

   贤相于今颂武侯。

4. 国药以木草为主，产地遍布南北东西，李时珍慧编纲目；

   中医重气血谐和，辩证根据望闻问切，张仲景畅论伤寒。

5. 药业经营遍南布北，可从志书查记述；

   医道高明扶伤救死，且由宗谱说端详。

6. 散称诸葛行军驰名于世，

   学传濒湖木草精义入神。

7. 六百年明清建筑重放光彩，

   四千名药乡儿女再殿宏图。

8. 壶中多储长生药，

   架上皆成不老丹。

诸葛氏的百年老店

兰溪诸葛氏自十八世纪以来在全国各地以及本省各县开设的百年老药店就有 20 余家，分布在福建、江苏、江西、浙江等省，主要见下表：

店名	创建时期	创建人	地址
恒山堂	1821 年	诸葛銮	福建福鼎
天一堂	1863 年	诸葛棠斋	兰溪
文成药行	清乾隆年间	诸葛明魁	苏州
实裕药行	清咸丰年间	诸葛文庆	江苏如皋
益寿堂	清道光年间	诸葛铨	浙江江山
集丰药号	清代	诸葛文兆	温州
春山堂	清咸丰年间	诸葛炳森	龙泉
春雨堂	清咸丰年间	诸葛瑞和	缙云
致和堂	清代	诸葛焕	缙云
生生堂	1896 年	诸葛文则	丽水
长春堂	1909 年	诸葛亨	丽水
天一堂（祯）	1840 年	诸葛毓祯	龙游
仁和堂	1880 年	诸葛镛	龙游
诸葛同仁	1881 年	诸葛瑞林	开化华埠
天福堂	1890 年	诸葛扬奶	金华

续表

店名	创建时期	创建人	地址
益寿琴记	清代	诸葛林	江山
元源堂	1911 年	诸葛瑞源	金华
永生堂	1920 年	诸葛兆南	建德梅城
颐生堂	民初	诸葛禄天	浙江云和

据《兰溪医药志》载，生生堂药店开设于丽水旧府前大街（现为丽水市大众街），创办人诸葛文则，是兰溪诸葛人。该店名闻处州，饮誉省内外。1908 年，创办人因晚年经营不善，将店楼让给同村人诸葛庆生。诸葛庆生是清末科举秀才，废科举后弃仕经商，初在兰溪天一堂药店当店员，学就一套经营本领。接管生生堂后，得到大哥诸葛润生（兰溪同庆药行老板）的支持，并以堂兄诸葛源生为后盾（天一堂老板），不久便改变了原来生生堂药店不景气的面貌，生意兴隆。每年春节前后，他除了在生生堂和兰溪住几个月外，常年带老药工跑遍各行家吸取经验，发展业务，为人精明干练，被同行称为"金刚钻"。

生生堂有以下经营特色：

一是广招客户，行情灵通。诸葛庆生常年出入港、沪、杭、甬等地，打听行情，组织货源，推销产品。还与兰溪人开在各地的药店互通信息。店内设有招待客商的客厅，免费招待膳宿，吸引各路药商。

二是参药兼营，品种齐全。从参、茸、银耳、丸散膏丹、中药饮片，到普通草药都有贮备，保证质量，货真价实。

三是以特产药材换名贵药材。处州十县药材资源丰富，如处苓、处术、处连等。龙泉人叫碧龙术，经加工后售价很高，远销南洋各地；缙云壶镇产白术，生生堂把最大的收来，加工后与野术、野苓等一同销往香港，把香港的名贵南药如砂仁、豆蔻、老木香、玉桂、沉香、燕窝等运进丽水。这类药材品质上乘，价廉物美，颇多顾客喜欢。如清花玉桂，进价每斤100多元，去皮切片加工后售价每钱3.2元，可见获利之厚。一次，龙泉有个寺庙要买最好的滴水沉香，每块都放水中试过，全沉的买去，不沉的不要，结果一次就买了600元。

四是前店后场，管理严格，注重质量。前店后场，其方式基本上沿袭兰溪天一堂。前店管经营，后场加工炮制饮片和配制各类成药，能制各种丸散膏丹达200多种。全鹿丸是名牌产品，其次十全丸、八珍丸、六味丸，选料讲究，配制精细，销量也很大。

生生堂药店办一个养鹿场，养有梅花鹿30多头，每年可繁殖小鹿十多头，除每年自用三四头制全鹿丸外，还出售给金华兰溪各药店及杭州庆余堂药店。福建省的一些药店也常来买鹿制全鹿丸，还利用养鹿场邀请同行来观赏，联络感情，招徕生意。

福建省福鼎市的恒山堂药铺是兰溪诸葛氏创办的。清道光年间，诸葛氏到福鼎市相山北门外开设药店，其族内叔的兄弟也先后在上海、金华、兰溪、温州、平阳等地开设药店，福建药店的店东由兰溪人统一调配，逢年过节由兰溪派人来收取利润。恒山堂在福鼎开业历史经8代，第7代诸葛纪纯病故后，由店员黄庆元当管账，同时诸葛家族派纪纯之子——年仅10岁的诸葛庭当店东。兰溪诸葛家族每年到福鼎取款二三次，黄庆元将恒山堂维持得井井有条。

恒山堂自创办以来，专搞零售，兼少量批发，店面宽广，陈设富丽，经营1400余种中药材和成药，成为福鼎市清朝和民国时期经营药材品种最齐全的中药店。

恒山堂药铺在长期经营中，培养了数十名当地药工，将诸葛家族传统的中药加工炮制技艺传授给他们，推动了当地医药业发展。恒山堂特制的中药眼药膏治疗红眼病、角膜炎、结膜炎等眼疾效果很好。

1942年2月13日，一场大火将恒山堂化为灰烬。店东诸葛庭于1956年进入县药材公司，其子女有的已成为当地医药公司骨干，有的开设个体药店。（《兰溪医药志》78页）

不为良相，便为良医

据宗谱记载，诸葛村明清以来，中医人才辈出，多为祖传，如：

诸葛守训及蛟、鳌、鹏三子从医，均为康熙年间遂安名医。

诸葛澧及子麟均为名医，浙洋水师统领题赠"名高扁鹊"匾额，而浙江总督赏给五品顶戴匾额。

诸葛南松，医术高明，被聘任为遂昌医官，誉冠全县。

诸葛玑及子禄，善医术，救死扶贫侠义为民，为全县人民崇敬。

诸葛石明精医术，金华府太守赏给匾额，以表其德行。

诸葛石魁，精医术，被聘为丽水县中医院中医学讲师。

诸葛仁为温州名医，温州知府德克古纳赠"诚心济世"匾额。

诸葛友诠，祖传眼科，著有《高隆氏眼科秘要》。

诸葛光耀是名医吴荫堂之高足，为建德市名老中医。著有《金匮要略新释》《临床经方应用心得》，曾被聘为浙江中医药大学临床指导老师。

诸葛禹奠系中医外科医师，对痈疽、背疽等外科大症独具见解，著有《外科效方集》。

诸葛林（泰基）从药从医 60 年，自学成才，为丽水名老中医，被破格升为卫校中医学讲师。

诸葛礼（狩文），主治中医师，卫校中医教师，运用中西医结合理论，发表二十多篇专业论文。其中《诸葛铣从医 50 年经验》被刊入《建德市名老中医经验名录》。

诸葛子明出生中医世家，师从名医吴士元。是本镇卫生院创始院长，耄耋之年还为乡邻义务提供医药咨询服务。

诸葛华出生于中医世家，今为龙游中医院最年轻名中医，主治肿瘤、心脑血管、肝脏病。

诸葛氏办学成风

兰溪中医专门学校正式成立于 1919 年。诸葛超为首任校长，延聘江苏名医张山雷为教务主任，定学制五年。诸葛超自编教材、立大纲，办学严谨，使兰溪中医专门学校成为江南第二所中医学校。至 1928 年迁入药王庙办学，有新式楼房，花园亭榭，教学生活用房宽敞，环境幽静，是一所书院式学校。继由诸葛辅、诸葛源生（韵笙）任校长，教学设备大有改善，增聘名医任教，加之教学有方，除本省各县外，到第四期时，江苏、福建、江西、安徽、上海等省市都有慕名前来就读的学生。到 1937 年办学 19 年，毕业学生共有 556 人。这些学员后来多成名医，吴士元先生就是该校毕业生。

诸葛氏以中医药为传统职业，诸葛村自明清以来从药业者占男性的半数以上，他们以此兴家创业。到了 20 世纪 80 年代，社会上有识之士有感于中药事业后继乏人，1986 年，由退休教师诸葛达和退休医师诸葛子明为主的 4 位退休人员，创办诸葛中药职业高中班，得到了市人民代表、市医药卫生部门和热心人士的支持，由市政府申报地市卫生局批准，成为全省第一所民办中药职高班，也为国家培养了实用型的中药人才。前期招收 63 名初中毕业生入学，生源来自本市及金华、建德 3 个县市 19 个乡镇，学制三年，课程设普通、基础、专业三项，学校经费一靠学生交纳学杂费，二靠校办加工场，三靠社会资助，毕业生由兰溪教委、市卫生局组织统一毕业考试，由金华教委颁发毕业证书，并参加省卫生厅中药专业"上岗合格证"考试。取得证书后，由市卫生局推荐给全市各区乡卫生院和市医药公司以及供销社药店，为提高中药队伍素质起到了积极的作用。诸葛中药职业高中班由于办学认真，符合职业教育精神，《金华日报》《中国中医药报》先后对该校的办学情况作过报道。1990 年 5 月，在金华市各县（市）职业教育展览会上，得到市领导和参观群众的好评，被中医药界人士赞为"成功的尝试"。该校办学 6 年来，有 180 名毕业生经省市教委、卫生部门考试合格，为本市各卫生院中药店、胡庆余堂药厂、金华及义乌等地输送了一批合格的中药工，缓解了各用人单位燃眉之急。他们如今都成为医卫部门及制药厂的中层骨干力量，得到社会的好评，也使诸葛药业后继有人。

诸葛氏中药业后继有人

兰溪中药业历来以师带徒、父子相传技术为主要传承方式。在诸葛氏族中，自清末至今百余年来，据调查可称为"中药世家"的就有18家之多。如：

1. 春如—鼎康—浦州—兆年—英（在开化药业公司）

2. 毓祯—如坤—镗生—均—钰、明（均在龙游中医院）

3. 福云—汝根—智鸿—王忠（在兰溪健民药店）

4. 福贤—茂森—高峰—建明（在龙游医药公司）

5. 杞南—瑞笙—槐—敬（在建德梅城药店）

6. 厚庆—禹和—子丹—驰（在兰溪药店）

7. 禹奠—子岩—匡衡—建华（在淳安医药公司）

8. 寿丰—文荣—建伟（在金华医药公司）

9. 季权—谦—变光—铨

10. 济成—志聚—元声—永平

11. 宝森—寿康—嘉荣—仁

12. 雄目—虞元—智莲—虞珍—甄

13. 立和—发松—君

14. 庭桂—开馀—瑞祥

15. 顺杨—瑞田—海松

16. 裕康—福生—庆安

17. 宝森—寿春—斌

18. 禹增—子宽—文霞

百草生态园

百草生态园位于诸葛八卦村南侧，山水相映，园内竹木周布，林果飘香，生长着上千种中草药，还养殖部分供观赏的药用动物，是一个中药动植物园。园区占地 220 亩，是一个集教育学习，观赏识别，休闲保健为一体的中药文化教育基地，使人们能直观了解中药文化知识，识草用药，养生保健。

园区分药用动物观赏区、药圃体验区、观赏果林、垂钓闲区、景观荷田五大区块。园内有中药炮制展示——本草坊；茶吧——香茗居；购物店——杏林铺子和传统古老的农坊器具体验活动项目。

寿春堂

位于下塘北岸的"寿春堂"药店，是 2000 年经整修后对外开放的。由二进二明堂和五间二搭厢等几幢古建筑组成。民国以前是诸葛后裔和绍兴人开的一家当铺店。正门面对下塘，青砖门面，铆钉铁门。进门靠右是药柜，药柜上整齐摆放着盛装中药的药瓶，靠左吸壁橙板上，挂着多块用金粉书写的介绍丸、膏、丹、散功效的挂匾。正中间堂楣有一古匾，上书"寿春堂"三字，两旁金柱上的楹联很有寓意："但愿世上人无病，何愁架上药生尘。"

后堂楼是用于作坊的，现展示着一些中药炮制加工用具和炮制程序。

有煎制驴皮胶、鹿角胶的铜锅，捣药的药臼、磨药的药磨、碾药的药碾、切药的药刀。一般药店都是前店后作坊，寿春堂也不例外。

向右进一小门是一小展厅，展示的是诸葛村村民中收集来的一些原诸葛族人在外经营药业时保存下来的药用器具，有明代的石药碾、药坛，有清代的药碗、钱称、药匙、药壶，还有百年老店"天一堂"清代时制售的"诸葛行军散""卧龙丹""眼药膏"和"天一堂""保仁堂"的药店印章。

诸葛村原有三个药店，小病不看医，购药不出村，伤风咳嗽妇妪皆知用药。寿春堂中的中药购物商店，布置得古朴典雅，中间靠壁的展柜中人工制作的大人参与灵芝栩栩如生，购物柜中中药材琳琅满目，有祖传秘方配制的药酒配料和八卦茶，各种保健药材应有尽有。诸葛族人在大江南北经营中药行业，皆以"地道药材""货真价实""童叟无欺"相标榜。药店内后金柱上的楹联："散称诸葛行军，驰名于世；学传濒湖本草，精义入神。"

第五章 兰溪中医药文化产业在外乡

"兰溪一剂药"，源远流长。历史上兰溪曾与浙东慈溪、安徽绩溪并称"中药三溪"，以"药都之首"名扬天下。浮沉积淀数百年，成就了享誉江南的兰溪药帮、百年老店天一堂，并首开浙江中医学校之先河，使兰溪这座千年商埠再添深厚医药文化底蕴。

第一节 兰溪人在外乡开设的药店

名震全国的兰溪中药业，历史悠久，实力雄厚。自宋绍兴二十一年(1151)，兰溪就开始设立医药合一的官办"惠民药局"，"以施济百姓之疾苦"。明清时期，声名鹊起，绵延至民国时期仍负盛名，兰溪成为名副其实的"药都"。"徽州人识宝，兰溪人识草"一说广为流传。

旧时兰溪地理条件得天独厚，水路漕运往来繁盛，加之拥有众多全国知名的"道地药材"，为药业的繁荣提供了有力支撑。但事在人为，倘若没有肯干吃苦、善于经营的"药商"也是枉然。

兰溪药业发展史上，诸葛药业有重要建树。明代以后，以诸葛亮后裔为主的兰溪药商，秉承"不为良相，便为良医"的族训，恪守"道地药材""货真价实"的宗旨，举合族之力经营药业，其强大的家族资本和良好的望族信誉使之屡战屡胜，成为兰溪药业繁荣的创造者、推动者和传承者。

从明代起，兰溪药商不满足于本地发展，他们师徒、亲邻相带，父子相承，代代相传，业务拓展遍及大江南北，"兰溪药帮"蜚声域外。据统计，明清以来，兰溪人在外地开设的药店不下500家，从业者5 000人以上，商贸辐射远及福建、安徽、江西、陕西、山东、江苏、广州、香港等地，近则金、衢、丽、温、杭所属各县。资料记载，温州旧城有三座药帮所建的药皇庙，"三分天下"的格局，"兰溪帮"即为其一。至今金华仍保留的老招牌九德堂、仁寿堂、太和堂、天福堂等药店均为兰溪人开设；旧金华所属的武义、东阳、义乌、永康等地，几乎大半药行、药店是兰溪药商所开。1934—1935年间的武义，98家国药店遍及乡隅，兰溪药帮独占鳌头。

兰溪商埠繁华千年，静静流淌的兰江曾见证无数传奇。虽有徽商、义商、宁波商帮等往来繁盛，但他们都是留下惊鸿一瞥的匆匆过客。唯有"兰溪药帮"，烙上浓烈的兰溪历史文化印记，在兰溪这片土地上孕育、扎根、成长为参天大树并给世人以荫凉。他们对社会的贡献，不仅在于悬壶济世、诚信经营的理念，还在于他们把制药的规范带到当地，一改沿用古老的以草药为主的当地制药法，而是自制丸、散、膏、丹、露、锭、药酒等剂型应市，创造了独具特色的商业模式，体现了经世致用的"创新"能力。

《李渔传》写道："明季，如皋不乏贩卖中药的兰溪人，当地人称他们兰溪帮。"据《龙门李氏宗谱》载，李渔伯父是冠带医生，早年曾习医。

在衢州开设的药行药店

早在清初，兰溪帮就涉足衢州经营药材，逐步延伸到江山、常山、开化、龙游等县市城乡。据衢州《医药站志》记载，衢州的中医药业，历史悠久，从清初兰溪姜姓商人在衢州水亭街开设永生堂药店开始，迄今有三百多年的历史。清初至清中叶的二百多年中，衢州中药材批发业务主要由水生堂等三家大药店兼营，衢州历史上第一家中药批发行栈——阜通药栈系兰溪人姜迎祥等合资创办。又据《衢州文史资料》第四期记载，中华人民共和国成立前夕，衢州地区中药店中有 120 余名店员是兰溪籍人。1948 年，衢州市区有药店（栈）27 家，其中兰溪人开设的就有 6 家。兰溪人在衢州开设的能查证的中医药店有：清顺治年间由西姜人姜学江开设的水生堂，清光绪年间由双牌人王聚兴开设的阜通药栈，清末由犁头尖人徐兆奎开设的德成药栈，1923 年西姜人姜炳泰开设的天寿堂，民国期间西姜人姜镜堂开设的葆生堂和西姜人姜谦泰开设的义生堂，水亭古塘人赵海潮开设的永通药栈，诸葛人诸葛志尧开设的生生堂，新宅人鲁百发开设的聚丰堂，西姜人姜作成开设的天福堂，诸葛人诸葛树开设的惠通参店，1944 年赵学曾开设的华南药房和赵学云开设的济华药房，1942 年赵学勤开设的科发药房。衢州高家的诸葛懋生堂，大洲的童万源堂，杜泽的胡培元堂，上方的葆生堂，共 19 家。

在龙游开设的有：1930 年诸葛人诸葛毓桢开设的天一堂，水亭人张镜湖开设的泰山堂，诸葛翁家人翁德泉开设的立德堂，桥下河人林国祯开设的明德堂，西姜人姜本耕开设的滋福堂，1855 年长乐人金淦生开设的同仁堂，菰塘畈人方炳华开设的永生堂，1900 年诸葛前宅人诸葛赓兴开设的葆寿堂（以上均在龙游县城内开设）。还有，水亭塘上人徐蓉镜在茶圩里开设的保仁堂，1890 年下孟塘人徐树滋在茶圩里开设的树德堂，1880 年诸葛人诸葛镛在茶圩里开设的仁和堂，塘上人徐纪森在灵山开设的太和堂，诸葛翁家人翁守梅在溪口开设的香山堂，诸葛翁家人翁陆陆在湖镇开设的庆寿堂，厚伦桥人毛庆熙在湖镇开设的天福堂，菰塘畈人方德荣在湖镇开设的同仁堂，永昌西湖人徐庭杰在湖镇开设的广生堂，厚伦桥人毛凤身在周家开设的天德堂，诸葛人诸葛机在罗家开设的德和堂，兰溪人徐化令在溪口开设的瑞芝堂，兰溪人黄兆洪在塔石头开设的天生堂，兰溪人丁卓章在模环开设的怀德堂，兰溪人江凤松在会泽里开设的仁和堂，共 23 家。

在开化开设的药店：1924 年及 1938 年水亭芳茗叶人叶桂新与叶炳森、1917 年永昌街道蓬塘下人方松茂、1934 年诸葛殿后朱人朱佐臣分别在开化县城开设的叶德寿、方德生、朱同春、叶仁寿药店，1756 年双牌人王聚兴、1935 年上石桥人王炳生、1942 年砚山脚人洪治清、1947 年芳茗叶人叶桂清、1732 年蓬塘下人方德一、诸葛人诸葛瑞林、诸葛作唐、诸葛元生分别于 1881 年、1945 年、1940 年在华埠开设的王德裕、种德堂、正心堂、种福堂、方大生、诸葛同仁、生生堂、德星堂药店，1937 年吴太仁人吴海顺在开化村头区开设的聚生堂，1946 年夏李人在溪口开设的天生堂，1932 年水亭午塘桥人诸郁琴在航头开设的济生堂，1928 年上石桥人王炳生在皇圻开设的恒德堂，1934 年樟林人徐衍坤在杨林开设的三益堂，共 17 家。

在江山开设的药店：清道光年间诸葛人诸葛铨，清代樟林人徐邦泰，清代社峰人吴庆鳌、吴兴宗，清代砚山脚人洪瑞昌分别在江山县城中山路开设的益寿堂、春生堂、庆仁堂、葆仁堂、益寿琴记，共 5 家。

在常山开设的药店：民国初年樟林人徐桂林，砚山脚人洪燮阳，诸葛人合股分别在县城北门街，横街，大街开设的德生堂，益寿堂，福山堂，清咸丰年间砚山脚人在县城大街开设的问松堂，兰溪人朱成光在抬贤开设的葆成堂，诸葛人鲁秀山在浮河开设的济生堂，双牌王皮人王志云在辉埠开设的保生堂，砚山脚人洪锦富在芳村开设的正心堂，共 8 家。

兰溪人在衢州地区共开设药行、药店 72 家。

在金华地区开设的药店

兰溪人在金华开设的药店多达 31 家。其中有社峰人在澧浦开设的问松堂、诸葛前宅人在孝顺合资开设的济寿堂、王皮人王俊生在孝顺开设的明德堂、社峰人吴圣基在鞋塘开设的大成堂、诸葛上徐人徐作堂在鞋塘开设的义和堂、双牌前洪人洪宣州在东关开设的广生堂、诸葛人在东关开设的德和堂。除此 7 家，其余的 24 家均开设在金华城内，分别是：诸葛人诸葛扬奶 1890 年开设的天福堂，诸葛爱华 1890 年开设的太和堂，诸葛瑞源 1911 年开设的元源堂和 1918 年开设的三德堂，黄瑞金 1917 年开设的天生堂，诸葛品根 1948 年开设的滋生堂，诸葛铭根 1948 年开设的中和堂，诸葛进湖开设的同春堂，以及 1874 年诸葛人与金华人合资开设的九德堂；樟林人徐玉衍 1843 年开设的仁寿堂，徐建生 1911 年开设的明德堂，吴山奶 1918 年开设的德生堂，徐广余 1936 年开设的天一堂。社峰人吴保升 1943 年开设的保仁堂，吴时兆 1947 年开设的问松堂，诸葛东塘人吴维纯 1891

年开设的德寿堂，吴赞贤 1891 年开设的义和堂，诸葛童家人童锦铨开设的童森药店，长乐人金酉生 1890 年开设的天德堂，诸葛上徐人徐作荣 1924 年开设的元德堂，菰塘畈人方世荣开设的济仁堂，诸葛前洪人洪瑞鳌 1948 年开设的洪德堂，水亭人方进店 1922 年开设的惠生堂，前宅人诸葛宝根 1944 年开设的保和堂。

兰溪人在武义开设的药店达 42 家，比在金华开设的还多。其中有：双牌人丁庆兰、王庆云、王振刚、王锡康分别在县城开设的种德堂、种德云记、同仁堂、春裕堂；王纪寿在壶山镇县前开设的泰山堂、王锡华在壶山大桥巷口开设的德裕堂、王宝卿在古竹开设的裕春堂、王汝金在壶山镇中街开设的王储春药店、王家灵在东干开设的福生堂；溪童人童庆棠、童庆康分别在履坦开设的义和堂、义丰堂；太平祝人祝绍发、祝福根、祝寿祺分别在三角店、白溪、下汤开设的仁寿堂、广生堂、方春堂；社峰人吴云章、吴锤杰、吴招莞、吴德基分别在白姆、泉溪、东干、东干开设的聚和堂、仁和堂、仁和堂、福生堂；诸葛下徐人徐凤岳、徐根土、徐振德、徐振声、徐振云分别在陶村、泽村、河泽、下杨、县城上街开设的福生堂、益寿堂、义丰堂、资生堂、资生堂；兰溪人何城涛、祝樟仁、姚步青、夏志青、周振全分别在白姆、要巨、吴宅王船头、朱村开设成春堂、万春堂、荣德堂、德裕堂、天和堂；厚伦胡人胡毓秀、胡锡尧分别在壶山镇县前、县城十字路口开设三益堂、古谦堂；诸葛翁家人翁宝炎分别在武义县城十字路口、要巨开设的存生堂和长春堂；诸葛人诸葛瑞梅、诸葛宝贤分别在俞源、王船头开设万生堂、致和堂；诸葛上徐人徐卸林在华塘开设的保仁堂，长乐人金锡宝在壶山下街开设的太和堂，永昌街道西何人何子垳在壶山大桥巷口开设的德元堂，水亭畲族乡午塘桥人诸金生在壶山下街开设的明德堂，双牌上蒋人蒋元宝在壶山镇中街开设的同余堂，水亭古塘人徐宝生在武义县城中街口开设的存仁堂。

兰溪人在永康市开设的22家药店，其中包括：诸葛人张春生、王正娥、王正喜、诸葛章、诸葛瑞云分别开设的寿春堂、生生堂、仁生堂、天福堂、和义丰药号；社峰人吴老三、吴士元、吴兰昌、吴庭瑞分别开设的问松堂、万松堂、德生堂和仁和堂；兰溪城关人兰溪奶、郑康文开设的元丰润记和同寿堂；厚伦桥人毛岳松开设的保和，汪高姓陈人陈寿康开设的义生堂，西姜人姜顺六和姜利生开设的广生堂与丽生堂，永昌毕家人毕基寿开设的德寿堂。

童培元（1834—1901），字文彩，人称"培元老三"，今永昌街道童山村下朱井头自然村人。据《礼堂童氏宗谱》记载，童培元"自幼门庭衰薄，不甚盈余，稍长略读诗书，初知大义。爰命往东邑千祥镇学习药业，含辛茹苦谨守店规。太平天国战乱，家遭受不测，死里逃生。他首约童利川公及溪童童双元公齐往永康县城合开童德和药铺，同心协力资本加增，又复时往苏杭贩运药材，每获巨利"，后来就成为兰溪有名药店瑞新堂的老板。他重义轻财，乐善好施。

童培元为松窝童氏人，在永康经营中医药打下了良好的基础，后来又有祠堂脚村童康桂开设的保生堂，溪童自然村童士进开设的聚和堂，山童及下朱井头自然村童开颜、童德良、童永章开设的义和堂、隆德堂和天德堂，形成一定的规模。

永康县城童德和药店，一度是全县最大的药店，由兰溪市永昌街道童山行政村祠堂脚村人童友书等人开设。据老职工回忆，童德和在群众中信誉很高，生意兴隆。尤以每逢 1、6、11、16、21、26 日乡下人赶集市之机，到该店买药人特别多，五六个职工忙得不可开交。该店批零兼营，设有一个养鹿场，有梅花鹿五六头。批发业务遍及缙云、丽水、东阳、磐安、龙泉、武义等地。

　　兰溪人在浦江开设的药店有 13 家。其中 1934 年在溪口周开设的 2 家，分别是兰溪的周兆昌的怡生堂和王馨的履生堂；1935 年在炉峰潘宅开设的 5 家，分别是诸葛人诸葛钟的和益堂，兰溪人谭介甫的德元堂、张可纲的雨生堂、江绍选的万春堂、金孟轼的天德堂；1934 年兰溪人在蜜溪墩头开设的 2 家，分别是蒋功烈的仁和堂、陈明寅的大生堂；1934 年兰溪人在蜀山开设的 3 家，分别是江绍道的义生堂、柳北霖的贞记和谭家霆的中和堂，以及 1934 年兰溪人周肯堂在壶江周家开设的恒德堂。

在丽水地区开设的药店

　　在丽水开设的药店有 22 家，其中在城关镇开设的包括：诸葛人诸葛文则 1896 年开设的生生堂、诸葛频 1944 年开设的民生堂、诸葛缙云 1941 年开设的恒生堂、诸葛亨 1909 年开设的长春堂、诸葛柳森 1937 年开设的太和堂、诸葛彩 1933 年开设的三益堂、诸葛林 1989 年开设的中医诊所。西姜人姜跃东 1920 年开设的天瑞堂、双牌人王子和开设的同益堂、诸葛泉井头人张鹿山 1912 年开设的济生堂、前洪人洪耕南开设的仁寿堂。双牌人王毓之、兰溪人魏以倍 1940 年分别在碧湖开设的延寿堂和德和堂。诸葛人诸葛德生、诸葛延寿、诸葛樟树 1940 年分别在夏河、水东、秋塘、石牛、太平等处开设葆仁堂、仁和堂、力达堂。社峰人吴日祥 1940 年在岩泉开设的天生堂、厚伦方人方克勤在青林开设的诊所药铺。

兰溪人在缙云开设的药店有 19 家，在五云镇的 9 家，其中诸葛人 3 家，分别是诸葛瑞和在清咸丰年间开设的春雨堂、诸葛芬于 1913 年开设的春山堂、诸葛敬 1918 年开设的春雨堂；莲塘岗人 3 家，分别是何寿康 1921 年开设的万松堂、徐珠辉 1937 年开设的恒山堂、何寿清 1932 年开设的春寿堂；还有厚伦方人方复初 1922 年开设的明德堂，厚仁人徐文春 1925 年开设的立山堂和张志贞 1948 年开设的太和堂在壶镇的 4 家，分别是社峰人吴肇鳞 1649 年开设的问松堂、吴仕朝 1942 年开设的问松仁记、吴仕容 1942 年开设的问松容记、诸葛人诸葛馥堂 1945 年开设的同仁堂；游埠人在新建开设的 2 家，分别是张乐长 1930 年开设的杏林春和 1935 年张顺禄开设的广生堂还有社峰人吴士良 1924 年在舒洪开设的药铺、厚仁人徐文辉开设的立生堂、诸葛人诸葛庆龄开设的天德堂。

兰溪人在遂昌开设的药店有：孟湖人徐樟树、水亭人水樟根、诸葛人诸葛光、兰溪人徐卫赞分别在妙高镇开设的太和堂、同仁堂、宝元堂、春和堂；兰溪人鲁百福、诸葛人诸葛焕清乾隆年间在湖山开设的万生堂和致和堂；兰溪人吴天生、吴有文在大柘开设的天生堂和德生堂；水亭人水樟松在上马头开设的天一堂。

在松阳开设药店的有：兰溪人徐桂松、叶华顺在松阳西顺分别开设的同仁堂、树人堂，双牌人王富兴、王仁达分别在古市开设的王大源、渠源堂。

兰溪人在龙泉开设的药店有 10 家，其中诸葛人占 9 家，兰溪人有 1 家；

在县城内 7 家，其他地方 3 家。诸葛人姚金荣在清道光年间、诸葛炳森在清咸丰年间、以及民国年间诸葛人诸葛庭和兰溪人秦山瑞分别在县城新华街开设的德生堂、春生堂、永生堂和秦山瑞药店；此外，还有诸葛人在县城东街开设的长春堂，诸葛人诸葛瑛在县城华楼街开设的明德堂，诸葛人诸葛子华在县城中正街开设的寿山堂，诸葛人诸葛开佑在龙南蛟蝉开设的义生堂、诸葛蛮牛在义和乌坑开设的义生堂、诸葛开庆在义和下里开设的同仁堂。

在云和县开设药店的有诸葛人诸葛禄天在县城开设的颐生堂、诸葛上徐人徐雪盛在县城开设的春生堂、兰溪人在县城开设的永盛堂。

在淳安开设的药店

兰溪人在淳安开设的药店有 33 家，其中在淳安旧城团结街开设的有兰溪人徐兆桑的永生堂，诸葛人诸葛子敬和诸葛洛湘分别开设的聚德堂及达仁堂，兰溪人廖高松开设的聚生堂，西姜人姜作能在旧城胜利街开设的生生堂，共 5 家。还有前宅人诸葛纯在唐家开设的培德堂、诸葛人诸葛玉文在横塘开设的同德堂、上徐人徐寿根 1852 年在唐村开设的聚和堂、厚伦方人方品松在航头开设的明德堂、诸葛人诸葛彬在文昌开设的德和堂；夏李人李光辉和李士恺及水亭午塘桥人诸涛生分别在进贤开设的同和堂、乃生义记和长春堂；水亭人邵俊根在溪口开设的万春堂、兰溪人沈姣娣和汪邦海在茶园分别开设的生益堂及天一堂、兰溪人在茶园元东开设的天生堂、诸葛人诸葛玉奎在茶园合村开设的广生堂、诸葛人诸葛玉章在茶园湖下开设的裕成堂；翁家人翁振鹏、厚伦胡人胡子员在淳安港口上街分别开设的聚昌堂和万春堂；水亭垂江人方卸彬、上徐人徐河庆、诸葛硕范人陈仲仁、上徐人徐阿庆在淳安港口区分别开设的黄春堂、聚昌堂、裕昌堂、元昌堂；兰溪人沈绿在富文开设的生益堂、诸葛人诸葛锦在妥桥十村开设的益生堂、硕范人陈仲型在港口上村开设的裕昌药店、兰溪人方茂昌在里角 7 村开设的璧成堂、厚伦方人郑舞华在向家 4 村开设的聚德堂、王皮人王某在余家开设的利民堂、诸葛人诸葛梅在郭村开设的张和堂。

在遂安开设的药店

有诸葛人诸葛某某 1920 年、诸葛海根 1947 年在遂安马石桥开设的天一堂、同仁堂，吴太仁人范银根 1950 年在横沿开设的寿康堂、夏李人李某某 1948 年在夏村开设的同仁堂、王皮人王樟清 1924 年在双溪口开设的春雨堂、厚伦方人郑德春在界首开设的德春堂。

在建德开设的药店

兰溪人在建德开设的药店有 32 家，其中在梅城的有 4 家，在大洋的有 2 家，在寿昌集镇的有 5 家，在寿昌乡下集镇的有 18 家。

梅城 4 家是：诸葛人诸葛杞南 1920 年、诸葛应和 1922 年在南大街开设的永生堂、葆和堂，前宅人诸葛信卿 1946 年在巷口开设的太和堂，洞源人范贤根 1948 年在西门开设的天福堂。大洋 2 家是：双牌何岗人何复堂

1942 年、下徐人徐某 1940 年开设的德生堂、大生堂。寿昌集镇 5 家，夏李人李光跃、兰溪人胡寿康和陈显宗、诸葛派堰头人叶水清、溪童人童庚阳的聚德堂、济生堂、生生堂、永德堂、中西大药房。其余的有诸葛人诸葛指南 1947 年在麻东埠开设的同德堂，下徐人徐芝仿在三河开设的天一堂。寿昌乡下的 18 家是：甘溪人汪田潇和汪瑞松在新叶开设的穗德堂和瑞松堂，陈店罗春在里叶的德裕堂，诸葛人诸葛焕贤和诸葛玉琴在更楼的三和堂及三生堂，诸葛人诸葛立和在于合的立和堂，女埠钱家钱秀在罗桐埠的桐春堂，菰塘畈人方某某、方子三在大同的大德堂和天福堂，菰塘畈人方子华在下马的天寿堂，诸葛叶家人叶柏青和水亭人吴春城，芝堰后金人金宝琳在溪口的瑞生堂、春城堂和永生堂，水亭人陈培德在李家的培德堂，水亭人徐善庆在长林口的善和堂。

在温州开设的药店

兰溪人在温州开设的药店有诸葛人诸葛加荣 1940 年在解放南第一桥 61 号的永太和、诸葛人诸葛汉池 1946 年在登选坊 17 号的联大、诸葛人诸葛政青 1736 年在南大街的集丰药栈、午塘桥人诸仲韬 1940 年在管士坊巷 1 号的诸仲韬药店。

在上海开设的药店

兰溪人在上海开设的药店有 5 家，其中新城区 1 家，黄浦区 4 家。马鞍徐人徐立峰在新城区开设新华药行，诸葛人诸葛瑞成在黄浦区分开祥泰药行和祥源药行，回回塘人吴盛昌在新城区开设德和昌，兰溪人陈孝先在黄浦区开设宝康药行。

除此之外，还有没有统计到的许多药店。

注：以上药店的统计大多源于1992年4月编撰的《兰溪医药志》。

第二节　在外乡产业的典范

双牌王氏的国药文化产业

兰溪除了诸葛氏后裔经营中药业众多外，还有其毗邻地带的双牌王氏也是佼佼者，并形成规模。在武义县，不乏许许多多双牌王氏人经营的中药店，如在上一篇章中提到的王锡康的华裕堂、王家灵的福生堂、王庆云的种德云记、王纪寿的泰和堂、王锡华的德裕堂、王振纲的同仁堂、王保卿的裕春信、王汝金的王储春、王宝琛的生生堂、王锡康的春裕堂，遍布武义城乡。在丽水，有王子和的同益堂。在松阳，有王富兴的王大源、王仁达的渠源堂。在衢州，更有王聚兴开设的阜通药栈和开化华埠的王德裕堂。其中武义的王储春、松阳的王大源、衢州的阜通药栈、华埠的王德裕堂至今仍然名不虚传。

王大源

据《兰溪医药志》介绍：王大源是松阳一家较大的药店，店主王富兴是兰溪双牌人。九岁跟叔父王大来（原开中药店）学习中医药，刻苦钻研，熟悉中医内、外科，精通中药和丸散膏丹等加工技艺。1902年开设王大源药店。由于经营特色鲜明，店主懂医懂药，使药店较快地发展成为松阳县的大药店。王大源药店在经营管理中具有以下特色：

一是货佳质优，巧于胜人。经营中药，参、茸、银、燕一应俱全，倡用地道药材，凡炙、炒、炮制、炼、洗、燎过程，店主经常亲自督制，并常告诫职工："良医赖良药，劣药庸医害病人。"自制的琥珀膏（白膏药）、万应膏、光明眼药粉、吹口散、胆凡丸等闻名县内外。对待顾客不分生熟、贵贱、老幼，皆一视同仁。

二是拜师施教，管理严格。自1942年起，基本保持两个学徒，三个店员，一二名炊事员，学徒多为十二三岁的贫苦孩童。进店要拜师（店馆，即管账先生），由师傅负责教导待人接物、应酬礼节、算盘笔墨、商品业务、炮制技术、中医药知识等柜台前后知识，工作规范，从严管理。撮药时，要送茶递烟，调配中药做到另包、核对、复秤，剂量准确无误。

三是待遇比较优厚，职工安心。药店每年安排职工一次探亲10~15天。每逢农历初六、十六、廿六发给职工熟肉4两，老酒半斤，也可支取现金，称"吃六"。学徒每年发给一套新衣服，理发、洗衣费用亦由老板支付。其他职工论技术发给工资，头刀、账房等月薪120市斤大米，一般职工月薪80~100市斤大米。端午节日，上午营业，下午休假，午餐特别丰盛，还发给每人毛巾一条，扇子一把。中华人民共和国成立后，王老板积极响应政府号召，成为爱国人士。1956年积极接受商业改造，其子王浪任县工商联副主任，后在人民医院工作。

王储春国药店

据2007年8月10日武义新闻网《武义的"兰溪药帮"》一文介绍：延福堂已有190年的悠久历史，其前身是"兰溪药帮"创办的王储春国药店，是武义规模最大、历史最悠久、品牌声誉最佳的国药店。在武义县城北上街创建的王储春国药店，百余年来奉行"真药、好药、放心药"的宗旨，其国药声誉堪比杭州胡庆余堂，药材品种较为完备，选料、炮制十分讲究和精良，名声远扬，婺、处、衢三地慕名前来购药者众。故民国时人们有言"葆仁先的方，王储春的药"。

该店创建于清道光元年（1821），在武义城乡享有很高声誉。店主为兰溪双牌人，合股经营，创办时资金有2万元银元，分10股，其中王姓8股、徐姓2股。创始人王慕高、王慕培。第二代以后负责人依次为王慕行、王秉金（1867—1929，字爽庚，约于1884年继承祖业王储春国药店）、王锡康、王槐庭、蔡济民、徐士康，后有王华康、王华升共8代，一直沿袭到中华人民共和国成立初期，久盛不衰。

他们在经营药业中，十分重视信誉和质量，药材品种齐全，选料道地，炮制精良，服务周到，批零兼营，因而生意兴隆。兰溪药帮采取学徒制、传帮带的办法传授其医药经营之道。一般学徒进店需学满三年，先每天做杂务事，再随师兄学拣药、识药，晚间学算盘、学毛笔字，然后再学药性、药理等。可以说，学徒期是一次艰苦的生活工作磨炼，学徒期满后再做"半作"三年，才能独立从事医药工作。

兰溪药帮对当地社会作出贡献，还在于他们把制药的规范带到当地，一改沿用古老的以草药为主的当地制药法，而是自制丸、散、膏、丹、露、锭、药酒等剂型应市。

王储春药店历代研制的品种有全鹿丸、十全大补丸、杞菊地黄丸、香砂六君丸、黑归脾丸、八珍丸、左金丸、金粟丹丸、六味地黄丸、石斛夜光丸、白带丸、妇科八珍丸、知柏地黄丸、小金丹、紫金锭、愈风酒、五加皮酒等近二十种，不仅满足上门顾客需求，而且外销到松阳、丽水、缙云等地。

经营方式多种灵活，批零兼营，以现金交易为主，对亲朋好友熟人和销量较大的客户，还可以赊销，以"金折"为凭，腊月十二结算，不计利息。

讲究服务质量和服务态度，配方选料要求严格，即使质次的加工成药，也保持医药的色、香味。顾客上门，笑容可掬，沏茶递烟，热情主动，做到问病撮药，对远道而来的顾客还招待膳宿。

同时，于药王巷建药王庙一座，每年农历四月二十八日，开坛祭祀药王生日，药店店主和店员前往朝拜，学徒还可放假半天，中午会餐。在端午期间，还在药王庙内演端午戏，演出《通天河》《白蛇传》等戏曲，以示吉祥如意，联络业界与群众的关系。

清末民国初年，兴盛全鹿大补丸。1919年春天，延福堂（王储春国药店）为提高自制传统药品全鹿丸声誉，显示自己"选料精细、用药道地"，耗大洋1000多元，从金华明德堂等大药店购得四头梅花鹿（一雄三雌）。

五年后 (1924 年)，又增购雄鹿一头，雌鹿二头，圈养群鹿。雌鹿用以繁殖，雄鹿除留种鹿外，多用来配制全鹿丸。药店每当母鹿新产出一头小雄鹿时，就在店门口张贴大红喜报："本店于某月某日喜添小雄鹿一头，近日母鹿与子鹿均康健无恙，欢迎众顾客参观。"同时开始第二年全鹿丸的预售订购。过一两年后，药店选宰成年雄鹿，配之十几味名贵药材炼制全鹿丸。1927 年，圈养的梅花鹿数量已发展到 32 头。1942 年 5 月，县城沦陷，梅花鹿惨遭日军杀戮。

重视回报社会乃延福堂优良传统。1929 年，王储春国药店在店门前树立大石碑一块，上书"乐善好施"四字作为药店宗旨。药店对社会公益事业乐于支持，出资出力，在百姓中名望骤增。王储春国药店救急扶困，极重乡谊，来客能讲兰溪方言的，店家都会以二餐一宿给以接待，如遇有盘缠困难的则赠送费用，以纾解回乡困难。在回报社会的同时，王储春国药店得到快速发展，其鼎盛时，员工达到了 35 人，县城有 3 家分店（王储春分号、春裕堂、同仁堂）。

品种齐全，选料道地，炮制精细，服务周到是其发展的基本条件。1954 年，该店与城内同吉谦、太和堂、成德堂等九家私人药店联合组成城镇中药店。"王储春之药"闻名婺、处、衢等地。

王德裕堂

王德裕堂（现称衢州市王德裕堂国药有限公司）是一家具有悠久历史和文化底蕴的百年老字号，创办于清乾隆二十一年 (1756)，坐落于开化县华埠镇前街，为兰溪药商王聚兴（1720—1788）所创（今兰溪市诸葛镇双牌人），距今已有 260 多年的历史。当时，王德裕堂是开化规模最大的中药店，其前店后场，批发兼营，有药工 20 多人，饲养梅花鹿，生产多种丸、散、膏、丹、片等中成药，生产设备有石臼、石磨、竹匾、藤萝、铁船研钵、土灶陶锅等，中成药均以传统工艺进行生产。主要传统中药制剂有毒黄丸、六神丸、虫草清火饮、全鹿丸、瓜子丸、黄金退热方、八味丸、桂附八味丸、冰硼散、生肌拔毒散、清补抑瘤方、俩仪膏、枇杷膏、雪梨膏、清补凉茶方、十全大补膏、清补玉容方、万应膏、如意丹、妇科千金散、万应锭、金银花露、祛风舒筋养骨方、荷叶露、青蒿露、薄荷露、清补薏仁粥、参桂酒、五加皮酒、养血愈风酒、虎骨木瓜酒等 30 多种中成药，在浙西地区颇有盛名，部分验方被当时的太医院选用。此外，王德裕堂还在药地设立采办点，采办点及分号甚至远及西藏。

产品质量的好坏，药材是否道地是买家最为关心的，王德裕堂在购进药材时坚持"采办务真，精源道地"，购进药材后，经挑选、整理、加工炮制成饮片或调配制成中成药，供配方或零售。饮片的生产和制作上更是追求精细，坚持"以诚为本，良心制药，遵照古法，精心炮制"的原则，生产出来的饮片形质俱美，气味悉佳。其主要特色：选料上乘，讲究饮片内在质量；外观纯净，讲求美观悦目，无杂质；同品种，切成不同片型，如薄片、厚片、圆片、长片、斜片、骨牌片等；遇药物质地坚硬，煎火炖时不易出汁，如槟榔、芍药、天麻、附子等，则要求片薄如纸，色泽透明；逢含有糖分、淀粉、脂肪药物及煎火炖容易挥发，如生地黄、熟地黄、党参等，则要求精切厚片，匀称一致；其他饮片，为便于鉴别，则切成长、圆、斜等片型。在操作程序上，此店严守依章法炮制。如熟地黄要九蒸九晒，遵照不移；麦冬要去芯，必一丝不苟；该用铜锅煎煮者，不用铁锅；该用铜刀切片者，不用钢刀。加工炮制的工人，根据技术高低，则分头刀、二刀、三刀、末刀。头刀师傅专切名贵或制作难度大的药材，如鹿茸、天麻等品种；二刀师傅应具有一粒槟榔能切成 108 片、附子一片能够"飞上天"的技艺；三刀师傅则切顶片头，如黄芪、当归、前胡、厚朴、杜仲等；末刀则专切草药料片。部分饮片要分别通过清炒、麦麸炒、米炒、蜜炒、酒炒、盐水炙及煅煨、蒸等一系列工艺流程，以缓和药物性能，消除毒性，引导药物归经，提高治疗效果。如此制成的饮片称复制片，方可配方使用。药店柜台人员分头柜、二柜、三柜，分工明确，责任到人，严格按方撮药，不缺味，不代用，药末分包，并附说明书和滤药渣器具。包药人员负责核对药味，杜绝差错事故。

王德裕堂还特别注重员工能力的培养，让每一个伙计知道要维持药堂的经营，不仅要保证药品的质量，也要注重自身素质和业务的提高，并由老药工定期对新伙计进行带教。除了基本的工作制度外，还要求伙计做到：顾客到店后要主动站立热情招待，绝对不能怠慢，哪怕是再挑剔的顾客也要耐心细致地服务；针对顾客的需求，介绍相应的中药产品；就算顾客没有选中需要的东西，也不能露出不高兴的神情，应以笑脸相送，期待顾客的下次光临；对于那些年老体弱、身有残疾不方便走动的人，坚持送药上门；对于那些生活贫困需要买药的病人，一律以最低的价格卖给他们，甚至有时还会免费提供。此外，还代客煎药、研磨药粉、制作丸药。夜间设值班人员，专司窗口售药。王德裕堂这样做的目的就是要为自己、为顾客树立一个良好的形象。其药材道地、济世宁人的从业风范，"诚信经营，与人方便"的店规，自然赢得当地和周边百姓的赞誉。

至 20 世纪初，由其后代王炳南（1880—?）接手王德裕堂。王炳南自幼好学上进，助人为乐，只是不善于经商。因此，深受王德裕、王炳南父子俩信任的头刀师傅杨保成（1892—1978）任王德裕堂总管，辅助其经营。杨师傅忠心耿耿，一心扑在药堂里，生意仍很红火。

1942 年 8 月 9 日，日军侵犯华埠，华埠附近 10 公里范围内的村庄均遭荼毒，王德裕堂也在这场灾难中被部分烧毁。王炳南在经历了这一场浩劫后，加上年事已高，无心也无力再让王德裕堂恢复经营，便把年幼的小儿子王世福（后改名杨定传）过继给头刀师傅杨保成抚养，自己带着部分家人离开了华埠。至此，历经近 180 年风雨的王德裕堂终于退出了历史的舞台，暂时画上了句号。

1953 年，开化县部分国药店实行了公私合营，成立国药联合处。1956年，成立开化县供销合作社公私合营国药商店，并建立中药饮片加工场，实行集中加工炮制，传统的前店后场生产模式宣告结束。60 岁高龄的杨保成师傅因德高望重、技术精湛，被请到中药饮片加工场从事技术指导工作。其秉持"以诚为本，良心制药"的原则，使开化县中药饮片加工场（1980年改为中药饮片厂）生产出来的饮片一直响誉衢州及周边地区。

王炳南之子杨定传从小在药店里玩耍，耳濡目染，他勤奋好学，读了许多中药方面的书籍，常跟着药店的师傅、学徒干活，加上受到杨保成的指点，在中药的采集、加工炮制、疾病应用等方面很擅长。长大后，他经常爬到山上去采草药，几天几夜不能回家是常有的事。草药采来以后，他严格"遵照古法，精心炮制"。而且，经常用采集来的药给乡邻治病，最难能可贵的是他为乡邻治病送药从不图回报。他常说只是上山采点药，与人方便么。作为王德裕堂的后人，恢复王德裕堂药店一直是杨定传心中的愿望。

杨定传的儿子杨正华受爷爷、父亲的影响和熏陶，从小就跟他们采集、加工中药，也认识了很多中药，因而对中药产生了浓厚兴趣。1984年高中毕业后，他如愿考上了浙江省宁波商业学校中药专业。1986年8月毕业分配到杭州医药采购供应站（现为华东医药股份有限公司）工作，从小打下的基础和养成的兴趣，使他在工作中得心应手，表现积极，在1994年度提高企业经济效益中，因做出显著成绩，被授予一等奖，1995年被任命为中药材分公司经理。

为继承和发扬王德裕堂传统中药炮制技艺和经营理念，在父亲的支持下，杨正华于2004年7月在浙江省衢州市沈家开发区南山路58号创建浙江汉方药业有限公司，利用王德裕堂传统中药炮制技艺，结合现代科学技术，从事"汉方参茸""汉方药材"的生产经营。目前，公司拥有了符合国家GMP标准的中药生产车间和国家GSP标准的中药物流中心，并且通过了国家GSP认证。公司以"立足浙江、走向全国、面向世界"为市场发展战略，与国内外多家企业开展业务合作，业务涉及朝鲜、韩国、印尼、马来西亚、泰国、加拿大等国家。公司严格遵守"以诚为本，良心制药，遵照古法，精心炮制"的古训，融百年炮制工艺、现代中药生产技术和企业管理理念于一体，依托雄厚的资金和资源实力构筑了门类齐全的名贵中药材、中药饮片产品体系。"精源道地""遵古炮制"，创立了"现代汉方"中药产品品牌，得到百姓信任与好评。

2008 年，杨正华先生在汉方药业的基础上，在衢州着手恢复了百年王德裕堂。

2012 年，王昱程先生成为王德裕堂第 8 代掌门人。

王德裕堂本着弘扬中华民族的中医药文化遗产的精神，与社会各界的有志朋友一道，通力合作，共同发展，为"振兴中药，服务社会"作出新的贡献。

永生堂药店

永生堂药店是衢州市医药史上有据可查的最早药店。创建以来，即经营衢州的中药材批发、零售。创办人姜氏，为兰溪市水亭畲族乡西姜人。一家几代苦心经营，传播医药技艺，为衢州医药业的发展作出了贡献。据《衢州医药站志》记载，光绪五年（1879），永生堂老板姜迎祥目睹战后疫病流行，药材奇缺，治病困难，毅然前往江西药材集散地樟树镇采购急需药材，运来衢州，受到当地百姓称道。此事，对姜迎祥震动很大。他考虑到长期供应的需要，筹集在衢州的亲朋好友诸葛霁云、王聚兴、洪永年等人的资金合股创办阜通药栈（在宁绍巷），并在皂木巷分置栈房（即仓库），专门经营中药材收购和批发业务，供应衢州、龙游、遂昌、江山、常山、开化各县，成为衢州医药史上第一个中药批发药栈。1926 年，阜通药栈归并给王聚兴独资经营。

缙云问松堂药店

据《兰溪医药志》记载，问松堂药店开设于清顺治六年（1649），创始人吴肇鳞，兰溪市永昌街道社峰村人，店址在缙云壶镇下街（现解放路下街 21 号），三开间店面纵深而建，占地面积 600 平方米。1922 年遭火焚而易址解放下街 23 号，重建面积 230 多平方米，分外中内三厅，经营中药及中成药批零业务，职工最多时有 48 人。创始人自任坐堂医师，后子孙相传坐堂至 1984 年。曾有养鹿场 2 个，饲养梅花鹿 30 余只，能自制鹿角胶、龟板胶、鳖甲胶、全鹿丸、六味丸、归脾丸等中成药 180 余种。由于丸散膏丹兼备、参茸官燕等中药品种齐全，配料讲究，加之医术高明，服务周到而饮誉省内外。东阳、永康、仙居等毗邻县均来该店进货配药，生意兴隆。问松堂药店成为浙南药业"百年老店"之一。

1926 年吴氏子孙分家。仕容、仕朝、仕江、仕修称为"应记"，继承"老问松"药店；仕军、仕芬、仕云称为"福记"，在壶镇中街（现解放中街 12 号）新开一爿名为"新问松"的药店。1942 年，新问松药店停业散伙，吴仕朝在壶镇下街（现解放下街 8 号）开设老问松分店——"问松仁记"（老店名为"问松容记"），并经营新药业务。1956 年公私合营时，迁至壶镇双眼井（现解放中街 57 号），定名为吴问松国药店，隶属供销社。

1960 年 7 月，吴问松国药店成为县中西药公司壶镇中西药门市部，业务归公司领导管理，仍沿用"老问松"字号。从 1963 年 9 月起改由壶镇供销社管理至今。目前店内设中医坐堂，开展约诊上门服务等项目。1973 年开始增设毒蛇咬伤专科医治项目，并收治病人，至今达 70 多人，治愈率

100%。1980 年在职职工 28 人，经营中西成药、滋补品等 1 000 余种，年营业额 13.6 万元。

常山问松堂药店

清咸丰年间，双牌乡砚山脚人洪瑞昌在常山设药摊问病卖药，曾为太平军治病。后来他在常山横街开设问松堂药店。据他的后代常山县医药公司退休职工洪三阳回忆，问松堂药店这块招牌原是淳安县一家药店的招牌，后因该店被洪水冲垮，店主将这块招牌赠与洪瑞昌，并说明这块招牌的含义。所谓问松堂即"松下问童子，言师采药去"。洪三阳继承问松堂药店后，按照祖上的旨意在堂前供奉"神农"像和上述对联，并奉行一贯的宗旨——问病、撮药。他常常帮穷人看病、穷人配药可以赊账，甚至可以奉送，深受当地百姓称道。民国时期，有职工 9 人，流动资金 1 000 多元（银元）。中华人民共和国成立后，公私合营时并入常山药店。

松窝童氏在永康的中药店

永昌街道童山村的山童、下朱井头溪童和祠堂脚均为同宗同祖的松窝童氏后代，在下朱井头童培元等人的带领下，在永康形成了一个中医药营销体系。

童培元（1834—1901），字文彩，人称"培元老三"，今永昌街道童山村下朱井头自然村人。据《礼堂童氏宗谱》记载，童培元"自幼门庭衰薄，

不甚盈余，稍长略读诗书，初知大义。殳命往东邑千祥镇学习药业，含辛
茹苦谨守店规。太平天国战乱，家遭受不测，死里逃生。他首约童利川公
及溪童童双元公齐往永康县城合开童德和药铺，同心协力资本加增，又复
时往苏杭贩运药材，每获巨利"，后来就成为兰溪有名药店瑞新堂的老板。
他重义轻财，乐善好施。

童培元为松窝童氏人在永康经营中医药打下了良好的基础，后来又有
祠堂脚村童康桂开设的保生堂，溪童自然村童士进开设的聚和堂，山童及
下朱井头自然村童开颜、童德良、童永章开设的义和堂、隆德堂和天德堂，
形成一定的规模。

永康县城童德和药店，是全县最大的药店，由兰溪市永昌街道童山行
政村祠堂脚村人童友书等人开设。据老职工回忆，童德和在群众中信誉很高，
生意兴隆。尤以每逢农历初一、初六、十一、十六、二十一、二十六日乡
下人赶集市之机，到该店买药人特别多，五六个职工忙得不可开交。

该店批零兼营，设有一个养鹿场，有梅花鹿五六头。批发业务遍及缙云、
丽水、东阳、磐安、龙泉、武义等地。

武义的"兰溪药帮"

明、清以来，兰溪药业向外扩展，谋生立业者遍及大江南北。
兰溪人在外地开设的药店远及陕西、山东、江苏、香港、广州等地，
近则福建、安徽、江西及本省的温州、丽水、衢州、杭州、金华
各县。他们以师带徒、亲邻相帮，父子相承，代代相传，形成了"兰

溪药帮"。20世纪20年代以后，兰溪药帮以技术精湛，会经营、善管理，有生财之道，独占武义药业。据1934—1935年调查，武义、宣平地区有国药店98家，遍及乡隅，从业人员达232人，大多为兰溪药帮开设。兰溪药帮开设的药店，以县城"王储春"药店历史最为悠久、规模最大。此外，武义县城的同吉谦、宣平的仁德堂、履坦的童义丰、东皋的仁和堂等国药店，都于清末开设，历史较久、资金雄厚、品种完备、生意兴隆，在当地有一定声誉。

1942年，日寇侵犯武义。5月13日，日机疯狂轰炸县城，城内17家药店中就有泰山堂、三益堂、王裕春、太和春、明德堂5家药店被炸毁。县城沦陷后，王储春总店养鹿场也被洗劫一空，34只梅花鹿被杀30只。城内所有药店被逼迁徙到沈店、佐溪、郭洞、管宅、王村、乌门、岭下汤、上四保等山区农村。因战乱财产损失难以计算，货源不足，业务惨淡，难以维持生计，三益堂、春生堂、王储春分号、德裕堂4家药店相继倒闭。

1945年5月17日，日寇撤离武义，药店又从山区农村迁回县城，县城药业逐步得到复苏。至1949年9月，县城有中药店13家，全县有药店56家（包括宣平地区）。

中华人民共和国成立以后，社会秩序渐趋安定，医药行业得到发展。1950年下半年，县城国药业店员工人，成立国药业工会，为保障店员合法权益，工会下设劳资协商会，由店员代表6人，资方代表5人参加，对企业进行民主管理，保障了店员权益。资方在"限制、利用、改造"的方针指引下，遵守政策法令，不断改善经营管理，国药业得到恢复发展。

1955年，医药行业掀起私人合资联营，壶山镇内14家中药店，除九德堂、王余庆、王恒庆、王如春4家继续独立经营外，生生堂并入壶山诊所，由何子珩发起，同吉谦（尧记）、太和堂、成德堂、王兆记、沅昌参号、德元堂、春裕堂、王储春9家联营，成立城镇国药商店。下设王储春老店为总店，原同吉谦药店为上街分店，原凤祥参号店主私房为下街分店。总店内设有批发、加工、炮制、收购中药材等业务。各分店、加工场均有专人负责，形成很规范的合营国药店，成为全县国药业的龙头。

1956年2月，党中央对私营商业实行社会主义改造，医药行业从城镇到农村开展公私合营，对各家药店的资产进行核资，采取赎买政策，由政府派公方代表参与管理，归口供销系统。武义县城成立"公私合营武义县国药商店"，由章锡均任公方代表、童彩能任私方代表。1957年，县人民委员会任命王子如为经理，有职工50余人。宣平也成立了"国药合营批发部"。

1958年人民公社化，农村药店全部并入当地联合诊所，城镇中药店与西药房统一合并成立县医药公司。此后，以兰溪人独立开设的国药店退出历史舞台。

从事国药的兰溪人，除中华人民共和国成立初期部分青年员工加入革命队伍，其余继续以职工身份从事医药业，部分人员分流到供销社从事土产和中药材收购，成为药业骨干，还有部分在农村开设药店的与当地人联姻，其本人或后代融入当地社会。

武义兰溪药帮经历了漫长的发展历史，对武义医药事业发展作出了巨大贡献。他们以传统的经营方式和职业道德形成了自己的特色和经营理念。医药既是他们的谋业手段，又为当地人服务，给当地医药事业带来了新的活力。

武义兰溪药帮大都是兰溪西乡诸葛双牌一带人，他们秉承了诸葛家训，努力提高医术。同时，以代代相传的形式，祖授经营，以家为单位，采取亲传亲、邻传邻的形式传授医药经验。他们内部以特有的诸葛方言进行交流，业务上还以"窃语"相互传递信息。大凡来客能讲方言的，店家都会以二餐一宿进行接待。如有盘缠困难的会赠送盘缠，以纾解同乡困难，乡情气氛相当浓厚。

兰溪药帮采取学徒制、传帮带的办法传授其医药经营之道。一般学徒进店需学满三年，先以每天做杂务事，再随师兄学拣药、识药，晚间学算盘、毛笔字，然后再学药性、药理等。可以说，学徒期是一次艰苦的生活工作磨炼，学徒期满后再做"半作"三年，才能独立从事医药工作。

兰溪药帮对当地社会作出的贡献，还在于他们把制药的规范带到当地，一改沿用古老的以草药为主的当地制药法，而是自制丸、散、膏、丹、露、锭、药酒等剂型应市。

不少药店店主还充当医师或聘请在群众中有较高声望的医生坐堂问诊。上街同吉谦药店曾聘请武义当地有名中医何葆仁坐堂。县城王储春、太和堂、德元堂、王如春、王余庆、成德堂6家药店均有坐堂医师问诊切脉，做到既开方又撮药，方便群众。20世纪 30 年代时流行病很多，如麻疹、肝病，中医药治疗效果很好，在群众中有很高的声望。

武义地处山区，山地药材资源丰富。据嘉庆《武义县志》载，有药材 78 种，《宣平县志》记录有药材 100 种。兰溪药帮积极挖掘当地药材资源，王兆记、九德堂先后开展药材收购，将武义产的乌药、奇良等 50 余种收购起来销往上海等地，同时调回外地药材和西药，丰富了品种，促进了医药事业的发展。

兰溪药帮为了建立药业界公平竞争机制和信誉，成立了行业的同业公会。1931 年，武义县药业同业公会成立，委员 9 人，负责人为丁有顺。1935 年，同业公会改造选举委员 10 人，诸舍生为主席，有会员 56 人，代表 47 家药店，委员进行宣誓仪式。同业公会以谋求同业贸易之发展、增进会员公共福利为宗旨，活动以评定价格为多，以确定公平竞争机制。

同时，于药王巷建药王庙一座，每年农历四月二十八日，开坛祭祀药王生日，药店店主和店员前往朝拜，学徒还可放假半天，中午会餐。在端午期间，还在药王庙内演端午戏，演出《通天河》《白蛇传》等戏曲，以示吉祥如意，联络业界与群众的关系。

武义兰溪药帮对武义医药事业发展作出巨大贡献，虽然它作为一种行业帮已经消失了，但在武义大地上留下永恒的丰碑。

兰溪籍名中医

王子如（1897—1962），字紫曙，原籍兰溪王备村。13 岁到武义德元堂国药店当学徒。1926 年在泰山堂国药店当店员时，结识中共党员千家驹、钱兆鹏等，彼此志趣相投，遂由千、钱两人介绍参加中国共产党，为中共武义支部成员之一，负责工运工作。1927年"四一二"政变后，党组织受挫。是年夏，中共武义临时县委组成，王子如（化名王愿为）任书记。1927年底，省委机关遭破坏，王愿为在通缉之列，星夜离武，潜至温州。后辗转到兰溪，继续进行革命活动，1928年当选为中共兰溪县委领导人之一。在双塘工作时被捕，押解到杭州陆军监狱。1932年经保释回武义，入上海恽铁樵中医函授班，毕业后任县施医所主任兼医师。

1937年，出资开设"新知书店"，优惠推销进步书刊，传播革命思想，积极宣传抗日。1939年，任县救济院院长、县商会常务理事。1942年5月县城沦陷，迁移救济院于郭洞，开设王如春中药铺，方便群众诊病撮药。由于医术高明，且服务热情周到，深受当地百姓欢迎。抗日战争胜利后，王如春药铺迁回县城继续营业。

中华人民共和国成立后，王子如曾当选为第二、三届县人民代表、县人民委员会委员，任县工商联主任委员、金华地区中医协会理事，积极参加私营工商业社会主义改造和各项政治活动，并从医不懈，成为省名中医，1962年7月病故。

王秉金（1867—1929），字爽庚，约于清光绪十年（1884）继承祖业王储春国药店（创于道光初年），经销各省药材、东西洋参，饲养梅花鹿，精制全鹿丸。店员30余人，有坐堂医师，诊病撮药者甚众。武义王储春之药，誉如杭州胡庆余堂。

郑兹阁（1891—1968），兰溪人，名赞纶，兰溪中医专门学校毕业，后留校任教。1950 年，受聘为武义太和堂国药店坐堂医师。1955 年，任壶山联合诊所（县中医院前身）中医师。精通医理，特长小儿科、妇科。1963 年，被列为省名中医师。编有中医理论教科书《儿科讲义》。

徐志荣（1886—1968），出生中医世家，祖籍兰溪，随父住柳城，开设义和堂药店，亦药亦医。1954 年参与筹建宣平县医务工作者协会，1954 年当选为县第一届人民代表。1956 年参加组织宣平联合诊所，任中医师。专医内、妇、儿及外科伤科，尤以妇、儿科见长，处方填稳，效验称佳。1963 年被列为省名中医。

何子珩（1906—1976），字珍甫，兰溪西何人，兰溪中医专门学校毕业，随父经营德元堂，亲制药材，诊病处方。曾兼壶山、熟溪两所小学校医。1954 年发起联合 9 家药店成立城镇国药商店，后出任县卫生院（县第一医院前身）中医师，并创设中药房。医工内科，擅长诊治小儿麻疹、小儿乙型脑炎。1963 年，被列为省名中医。

注：该文选自 2007 年 8 月 10 日武义新闻网。

上阳村的项氏项百恒

上阳村的项氏是从清代乾隆末年由兰溪游埠镇东山项村迁至上阳的。当年，项氏有兄弟五人，而项百恒排行第五。项氏始祖精通药物，喜欢独自上山采药。一次，项百恒采草药采到了此地，这里没有大夫，项百恒便好心免费为村上的百姓看病。如此一来，村上的百姓对项百恒也是热情招待。每每项百恒来此，百姓们便是好吃好喝招待。老百姓都喜欢这位救死扶伤的医生，便对他说："这里没有医生，我们看病不方便，你就留在这里吧。"项百恒发现这里依山傍水，风景秀丽，认定是块风水宝地，便在此成家立业，繁衍后代。他共育有四子两女，小儿子发生意外早逝，其他三个儿子子孙后代历代兴旺，以经商发家。发展到今天，大房已经有 120 人，二房有 382 人，三房有 6 人。项氏子孙世世代代在这里发家，如今，项氏已经发展到了第 11 代。

第六章　中医泰斗张山雷

生平简介

近代著名的中医教育先驱、中医文献学家、临床医学家张山雷，名寿颐（原名寿祥，字颐征），清同治十二年 (1873) 出生于嘉定县马陆镇石冈村。他天资聪颖，自幼好学。19 岁入泮，为邑庠生（秀才）。中秀才之后，张山雷更加勤奋读书，他博览群书，诸子百家无不涉猎，准备参加乡试，希冀在仕途上取得一席地位。

就在张山雷二十多岁时，他的母亲患上风痹的顽症，久治不愈，此事深深地刺激了年轻的张山雷。张山雷深感医药治病救人的重要性，遂决定弃儒学医。经过对中医经典和历代名家著述的朝夕钻研，并随当地老中医俞德琈、侯春林以及吴门名医黄醴泉等学习，没几年，医术大进，求医者日多。为求深造，师从方泰黄墙村名医朱阆仙。朱氏一门为医学世家，业医五代，精通各科，对疡科尤为专长，望重一时。临症甚多，内、外、妇、儿诸病求诊者，日以百计。朱氏视张山雷为得意门生，以生平经验一一传授指点，张山雷学识益臻精湛。三载后，在城中张马弄悬壶济世。张山雷为人谦虚低调，他的诊所招贴仅书"张山雷知医"五个字，不写科目。由于他医术高明，对病人认真负责，不久就在嘉定名噪一时，前来看病就医者络绎不绝。

清宣统二年 (1910)，张山雷移居沪上，并在上海开设诊所行医，以精湛的医术享誉沪上，并加入上海神州医学会。1918 年至 1920 年，张山雷襄助业师朱阆仙创办了全国最早的中医学校——黄墙中医学校。张山雷感到祖国医学领域，名贤继起，著作如林，自清初以来，医学中更多通品，然其间有的说理未尽透彻，有含意未申之处，且医学与其他学说不同，辩证有伪，选药必悖，为功为罪，捷于桴鼓。因此在黄墙执教时，他就着手著书立说，务使学生门径既清，则临证制裁，自能良心。由于张山雷学养精深，执教有方，来自四方的求学者达七八十名，黄墙中医学校声誉卓著。在此期间，张山雷还在上海神州中医学校执教，他所著的《中风斠诠》一书已问世，并作为该校课本之一。他穿梭于上海市区、嘉定之间，倾其全心培育中医后人。

1920 年，由于他的业师朱阆仙逝世，黄墙中医学校停办。张山雷应浙江兰溪中医专门学校之聘，来到三江之汇、山清水秀的兰溪，任该校教务主任，直至病逝。

张山雷是近代中医药学家、中医教育家、中医著作家，是一代中医教育巨匠，任职 15 年间，他治学严谨，孜孜不倦，著书立说，编写教材著作近三十种三百余万字，领域覆盖临床妇幼科、外科、针灸学、诊断学、病理学等方面。他在兰溪著有《医家名记选读》，并重订《医事蒙求》及《本草正义》。他在《本草正义》一书中，对不少药物有着独特的见解。张山雷治学严谨，对自己的著作精益求精，《医事蒙求》第三次重订时，他已沉疴在身，依然一丝不苟，重订结束后，不久就病故了。

张山雷的著作立论源于积学心得，博古融今，中西合参，尤精于训诂，对经典著作与各家学说均能发其要义，取其精华。对内、外、妇科、中风、本草、外疡等均有独特的阐发。当时医学家将他誉为全国名医"二张"（南有张山雷，北有张锡纯）之一，他也以自身的深厚造诣任中央国医馆常务理事。

张山雷身材清瘦，声音洪亮，所编教材，必先亲自讲解，旁征博引，滔滔不绝，而且有问必答，能使学生心领神会。他批改学生的作业也非常认真，并组织临床侍诊，以提高学生的临床医疗水平。1927年，他创办了《中医求是月刊》，自任主编。在他15年的苦心孤诣下，毕业学生566人，分布于江、浙、皖、赣、闽和上海等五省一市，形成了别具一格的张氏学派。兰溪中医专门学校一时享誉江南。时任中央国医馆馆长的徐相任因敬佩张山雷学识渊博，教导有方，也特地让儿子千里迢迢，负笈到兰溪求学。在各期毕业生中，不少佼佼者成长为一代名医，向来兴旺发达的兰溪中药业，也因此而更加通四海达三江。

先生博览群书，治学严谨，对经典医著能表达独到见解，阐发其奥秘，而于诸家学说亦多笺正，同时参考现代医学，取长补短，充实内容，在学术上秉持着实事求是的科学态度。先生用毕生精力，兢兢业业，先后完成各科教材及著作二十余种，劬劳备至，启迪后学，厥功甚伟。不幸天不假年，积劳成疾，治疗无效而逝世，享年六十二岁。诚是素志未酬身已故，常使门生泪满襟。全校师生极为悲痛，深切哀悼！邑之宿儒、兰溪医校教员汪艮庵先生为之作传曰："……先生之于校固薪尽火传，而其学术复风行渐远，傥所谓不朽之业非耶。先生之所著长存，胸襟识力，并声音笑貌，犹仿佛遇之，谓先生至今存可也。旅瘗于兹土，而被其泽者，咸思极称而获持之，即以兰皋为桐乡，亦何不可。"悼今思昔，情见乎词！

张山雷先生逝世后，不仅校内师生深感悲痛，噩耗传播，全国医药界同仁咸为震惊，纷纷发表挽词，以志哀婉。

上海名医张赞臣挽联并附跋（原载 1934 年 6 月版第 31 期《医界春秋》杂志）：

> 毕世在医林奋斗，当兹夷夏纷争，谁是健者，公为健者；二张乃吾道干城，不幸先后俎谢，河北一人，江南一人。

> 老宗台山雷先生，学问渊博，著作等身，历主医校教务，发扬国医学术，与盐山张锡纯君堪称一时瑜亮。去今两年，先后谢世，痛老友之凋零，彰吾道之式微，不禁感慨系之。

中央国医馆编审委员周柳亭挽词（原载 1934 年 8 月版第 92 期《医界春秋》杂志）：

> 医界泰斗嘉定张山雷先生，因胃病复发，于 6 月 19 日作故。久居浙江之兰溪，海内之交，同深悲感。回溯迩年，外侮日亟，吾国医药，日处于惊涛骇浪中，得先生号召同仁，力挽狂澜，以期中医不至坠灭。生平著述宏富，足赀改进，其教授生徒，时立十五稔，桃李几遍江浙，尤为国医培育继起之良材。先生在国医馆任常务理事，荏苒四载，建议良多，改善医药，正赖硕望，乃天不假年，继盐山张寿甫先生同归道山。吾道本孤，柳亭叨属同事，

谊若云天，敬赋俚句，聊当薤歌，以志不忘云尔。

千秋绝学重岐黄，国粹觥觥忍令荒，仁里有声著西浙，宗风不坠继南阳。忧时无异庭前哭，济世仍多肘后方，橘井杏林葆根蒂，莫教大业让扶桑。

香港郑召棠先生挽联：

文字结神交，益我良多，正思八月观潮，便道执经来问难；

轩岐精祖述，知公恨晚，骇闻一朝捐馆，及门谁续竞针肓。

注：先生所著《病理学读本》（原名《国医针肓集》）已出版二册，余稿尚未完成。

原兰溪中医专门学校监学沈湘渔先生挽联：

火烬薪传，先生不死；

室迩人远，老友何堪！

张山雷致力于中医教育事业，鞠躬尽瘁，死而后已。1934年病危时，他曾亲自撰写一副自挽联：

一技半生，精诚所结，神鬼可通，果然奇悟别开，尽助前贤，补苴罅漏；

　　　　孤灯廿载，意气徒豪，心肝呕尽，以此虚灵未眠，惟冀后起，
完续残编。

　　挽联表达了他壮志未酬身先死的遗憾，也表达了他希望早日完成全部
著作的心愿。

　　如今，张山雷的愿望终于实现了，他的全部著作《张山雷医集》已由
人民卫生出版社出版，全书上下两大卷，共 280 万字。

　　张山雷的后半生是在兰溪度过的，他热爱兰溪，他逝世后，他的后代
和弟子们按他生前的遗愿，将他安葬于兰溪。从此，风景秀丽的兰溪又多
了一处人文景观——名医张山雷之墓。

　　永昌街道朱村一徐姓之家也许是医药世家的缘故吧，存有较多张山雷
的医药书籍及有关兰溪中医专科学校的许多珍贵历史资料。

　　徐家存有医药书：《医诸学讲义》《医学记诵编》《生理学》《病理学》
上下二册《医论选稿》《古今医案评议》《脉理学》《内科学》《白喉决疑集》《本
草正义》《难经汇止注笺正》《女科辑要笺正》《幼科学讲义》《中风斠诠》
《伤寒今释》《哀惨西录》《风散膏丹》《理论骈文》《金创接骨破伤门》
等。更难能可贵的是存有《浙江兰溪专门学校学生自治会会刊》，其内容
详实地记录了当时学校的盛况：载有会刊目录、校长诸葛源照相、十二届
代表会代表一览、第六届干事会职员一览、学生自治会会章、一至四年级
学生合影等，其材料是弥足珍贵的。

　　中医中药是我国劳动人民在与疾病作斗争中取得的宝贵经验，具有几
千年的历史。兰溪的中医中药事业比较发达与先进。中华人民共和国成立前，

诸葛的中药店广泛分布于大江南北,厚伦桥的妇科、派堰头等地的中医内科、永昌街道上方顶的中医外科等誉满县内外。20世纪50年代,张山雷先生在兰溪举办中医学校,培养了一批中医中药人才。浙江中医学院的创始人就是我们兰溪名老中医吴士元先生,学院如今已经发展成为浙江中医药大学。

兰溪中医中药人才济济,不负于老前辈言传身教,不辜负老前辈的期望。

毕生著作

张山雷禀赋聪明,自幼好学,曾精研文学,博学多闻。后因母病开始学医,先后随当地老中医俞德琈、侯春林及吴门黄醴泉诸先生学习内科,后又随朱阆仙学习外科。数年后,学业大进,不少亲友邻居请其诊病,均能应手取效。鉴于当时西方医学的传入,中医日受排挤。因此,自出家资,筹设中医学校于黄墙村家塾,拟定教学计划,编纂讲义,后又应浙江兰溪中医专门学校的聘请,担任教务主任,编写教材,并亲自执教,先后长达15年。受业学生近600人,为中医人才培养作出了贡献。先生多年执教,勤编教材。

先生主张预科课程安排重点在经典著作,编撰临床各科讲义,准古酌今,通权达变,既不厚古薄今,更不蔑古以伸今。编写讲义援引群书,且分三类共108种。

第一类用书37种,分别是:《内经》《伤寒论》《金匮要略》《甲乙经》《脉经》、崔紫虚《脉诀》、《诊家枢要》《濒湖脉学》《诊宗三昧》《诸病源候论》《铜人针灸图经》《明堂灸经》《本经逢原》《本草从新》《神农本草经百种录》《三因方》《体仁堂习医随笔》《人体解剖学》《妇人大全良方》《张氏医通》《兰台轨范》《温热经纬》《医醇剩义》《医宗金鉴》《名医方论》《古今医案按》《小儿医诊直诀》、费伯雄《医方论》、《体仁堂集古方论》《叶案存真类编》《幼科铁镜》《外症医案汇编》《体仁堂时医案类编》《杏花庐外疡治案》《研香簃治验方》《杏花庐谈医笔记》《幼科要略》。

第二类用书 49 种。分别是：张隐庵注《内经》、高士宗注《素问》、张景岳《内经》、薛生白《医经原旨》、陈修园《素灵节要》、方氏《伤寒论条辨》、俞氏《尚论篇》、葛洪《肘后方》《千金方》、许叔微《本事方》《和剂局方》、张季明《医说》、俞子容《续医说》、洪氏《集验方》《河间六书》《病机气宜保命集》《儒门事亲》《东垣十书》《医垒元戎》《此事难知》《格致余论》《局方发挥》《金匮钩玄》《脉诀刊误》、江氏《名医类案》、魏氏《续名医类案》《赤水玄珠》《奇经八脉考》《景岳全书》《先醒斋广笔记》《医宗必读》《瘟疫论》《瘟疫明辨》《医门法律》《寓意草》、黄坤载《黄氏医书八种》《三家医案》《温病条辨》《医学心悟》、王孟英《霍乱论》《王孟英医案》《福幼篇》《时病论》《雪雅堂医案》《四家医案》《唐容川医书》、王氏《外科证治全集》《经穴汇编》《鼠疫汇编》。

第三类用书 22 种。分别是：王焘《外台秘要》《圣济总录》《古今医统》《薛氏医案》《证治准绳》《本草纲目》《本草纲目拾遗》《本草经疏》《医宝鉴》《济阴纲目》《医宗金鉴》《徐灵胎八种》《陈修园医书》、周澄之《医学丛书》、江阴柳氏惜余小舍《医学丛书》《万国药方》《西药大成》《新译西药丛书》《内科理法》《妇产科》《法律医学》《济急方》。

先生认为，第一类书"皆医家必需知识，譬如布帛，菽粟之不可一日而缺。凡所甄录，必以理精法密，言明且清，而又切近可行，裨益日用为主"。第二类书"多深切著明，风行宇宙之名作，亦学者必备之书，必由之道。惟为课堂讲授立法，万无累续连篇，不为裁剪之理，是采辑所及，不过十之二三。然原书俱在，学者行有余方，必当背阅，以广见闻"。第三类书"多鸿篇巨制，洋洋大观……然皆考订详明，博而不杂，且其所录古书，今多遗佚，其全已不可复见，得于此中，稍识古人崖略，抱残守缺，存十一于千百，其功尤大……近今欧化东行，彼国成书，已多译本，虽渊源有自，不可强以从同，然取其新颖，证我旧闻，正足以助研究资料"。

先生活学活用，熟读和采用上述三类书作为参考，编撰成病理学、内科学、女科学、外科学、儿科学等讲义，达到中西合参，丰富中医学术内容。著有《难经汇注笺正》《脏腑药式补正》《中风斠诠》《疡科概要》《沈氏女科辑要笺正》《医事蒙求》《脉学正义》《本草正义》《小儿药证直诀笺正》《医论稿》等，计 150 余万字。

《张山雷医术 2 种》由近代医学家张山雷所著的《籀簃医话》和《籀簃医一得集》两书合编而成。《籀簃医话》成书于 1932 年，一卷。《张山雷医术 2 种》以随笔医话的形式记载张山雷的医学心得体会。内容上，从中医基础理论到临床各科，乃至遣方用药，均有阐述。其见解独到精辟，说理详尽透彻，颇有参考价值。《籀簃谈医一得集》成书于 1932 年，一卷。张山雷有感 30 年来读书心得，零编只简，听其散佚，未免可惜，于是汇集诸篇，编为《张山雷医术 2 种》，内容涉及外感、内伤、诊断、方剂、药物诸方面。

王咪咪所著《张山雷医学论文集》收集了张山雷先生 1923 年至 1934 年间发表于数十种期刊上近 80 篇医学论文。其内容大致包括五个方面：

一、对中医经典的研究体会，可以让读者由此脉络探寻张山雷先生学习经典的基本方法和思路。

二、对莫枚士《研经言》的申义类研究文章约有 20 余篇。很明显的是先生不仅敬重莫枚士对医理的阐发和论述，更赞于莫氏的精干文字和训诂之学。

三、对陆九芝《世补斋医书》的读后发挥、感想、申义。作者对陆九芝氏注重阳明的论点佩服得五体投地，用了很多几乎无以复加的赞语，表明了作者的学术倾向。

四、关于《古今医案评》，作者集录古代医案精品，逐一评议其中辨病用药精义，对今天的中医教学及临床应用仍有极强的指导意义。

五、杂论，包括作者的一些医学随笔、信函、序文等。这里既有作者随时阅读的体会和感想，也有对时局及中医命运的感慨和建议。

《本草正义》是张山雷在兰溪中医学校任教时所编之教材。书中分草、木、果、蔬、金、石、鸟、兽、虫、鱼、人等类。每味药名之下，首列《本经》《别录》原文，下列诸项有："正义"，是阐述原文之义；"广义"，是《本经》《别录》以后各家论药之功用；"发明"，是张氏自己对该药的见解；还有"正讹"一项，是纠正诸家论药不切之说。该书内容，有其独到之处，可资参考。

该书有兰溪中医学校的油印本，还有 1932 年的排印本。此外，其内容还可从陈存仁主编的《中国药学大辞典》和江苏新医学院编的《中药大辞典》有关条目中见到。清代张德裕曾辑有《本草正义》一书，于清道光八年（1828）刊行，与该书名同实异，不能相混。

附张山雷先生著作目录：

《难经汇注笺正》三卷

《脏腑药式补正》三卷

《中风斠诠》三卷

《疡科纲要》二卷

《沈氏女科辑要笺正》二卷

《医事蒙求》一卷

《合信氏全体新论疏证》二卷

《病理学读本》二卷

《脉学正义》六卷

《本草正义·前集》七卷

《小儿药证直诀笺正》二卷

《经脉俞穴新考证》一卷

《古今医案平议》十八卷

《白喉决疑集》一卷

《谈医考正集》一卷

《籀簃医话》一卷

《医论稿》一卷

《药物学纲要》一卷（韵语读本）

《皇汉医学平议》二卷

《读俞德珩师医学入门及书后》一卷

《读素问识小录》一卷

《疡医治案心诠》一卷

《谈医鸿雪》一卷

《正统道藏本寇氏本草衍义校勘记》一卷

《晦明轩政和本草总目》一卷

学术思想

张山雷虽强调"融洽西中"，但限于当时历史条件，他仍十分注重中医学术理论与临床的重要性，认为《内经》《难经》《伤寒杂病论》《神农本草经》等是中医学的基础，应当认真掌握。至于临床，虽有内、外、妇、儿科之不同，亦各自有其理论，而要提高临床治疗的水平，还应十分重视医案的学习。俗话说："熟读王叔和，不如临证多。"只有不断积累临床经验，从中体会中医理论的应用，才能更好地掌握临床各科治病的实际能力。而医案中所载，都是前人治疗疾病的实际经验，反复揣摩，深入领悟，则有如病人在侧，可以从书本中继承与了解前人的经验，加深对理论的认识。张氏的这一观点，是有重要意义的。此外，张氏在学术上的贡献，突出表现在对中风病证的认识和治疗上。

实际上，早在《素问》之中已经有了后世所说的中风病的内容，只不过不称之为中风而已。《素问》中的"厥"病，张氏认为即后世所说的中风病。这种病非由外感风邪所致，而是由于肝火内盛，化生内风，激其血气，并走于上，直冲犯脑，震扰神经，而为昏不知人、目眼歪斜、肢体不遂、语言不清等症。张氏明确指出，今之中风病"皆是肝胆火升，浮阳陡动，扰乱脑神经，或为暴仆，或为偏枯，或为眩晕昏厥，或为耳鸣耳聋，或更动瘛疭，强直暴死，诸般病状，俱已历历如绘，此皆近世之所谓中风病也"。张氏言中医中风病证，借助于西医脑神经之说，在病机探讨上欲使中西医理论结合，而在治疗上则无甚指导意义。盖中医辨证，主要在于五脏六腑，虽言脑神经受影响，但其治疗原则或养阴，或化痰，或熄风，或开窍，或通络，又均与脑无关。所以这种中西医理论的结合，对中医学术的发展意义不大。

张山雷认为杂病之中风是以内风为主要病机，因此治疗时强调应以"潜镇摄纳"为总原则。在此基础上，按其病情，分为闭证、脱证两大类，并根据具体表现，总结出治疗八法。如开窍法，用于气窒声不出、牙关紧闭者，可用通关散（细辛、牙皂为末，吹鼻中）以搐鼻取嚏，同时针刺水沟、合谷等穴；固脱法，用于中风病证中由于正气之散亡，无根之火暴动而见的脱症；潜镇法，用于中风发作之前可以防患于未然，在已发作之后可以抑制病情的变化；开泄法，用于肝阳上扰，气火上升，同时挟痰浊上壅，阻塞气道，可用稀涎散、礞石滚痰丸（大黄、黄芩、礞石、沉香）、青州白丸子（白附子生用、半夏生用、南星生用、川乌生用）之类，若体质虚弱者，则宜用平和之剂以化痰泄痰，如二陈汤、杏仁、枳实、贝母、竹茹之类。另外，如胆南星、天竺黄、竹沥、荆沥之类，性最和平，可以重用。

此外，如顺降法，用于中风痰火上逆，气逆火升，气必然因之而逆，因此在临床上，可兼见喘促之证。此时治疗，宜定其横逆，调其升降，顺达气机，可用匀气散（白术、乌药、人参、天麻、沉香、青皮、白芷、木瓜、紫苏、甘草、姜），乌药顺气散（麻黄、橘皮、乌药、僵蚕、川芎、枳壳、炙甘草、白芷、桔梗、炮姜、生姜、大枣）。育阴养血法，用于怔忡惊悸、健忘恍惚、肝血不足、不能养心、心血亏虚之证，可用滋水清肝饮（山茱萸、熟地、山药、茯苓、泽泻、丹皮、当归身、白芍、柴胡、山栀、大枣）、一贯煎（沙参、麦冬、生地、归身、枸杞子、川楝子）等。滋填肾阴法，用于肾水不足，不能制火，肝阳暴动而化风，可用六味丸之类。通经宣络法，用于半身不遂，手足不用以及疼痛瘫痪等证，可用独活寄生汤、桑枝煎、虎骨四斤丸（木瓜、天麻、牛膝、苁蓉）等。

先生诊治中风，归纳为闭证宜开、脱证宜固、肝阳宜于潜镇、痰涎宜于开泄、气逆宜于顺降、心液肝阴宜于培养、肾阴渐宜滋填、偏瘫宜于宣通八法，分别宜用开关之方、固脱之方、潜填之方、化痰之方、顺气之方、清热之方、滋养之方、通络之方。

张山雷的学术观点，虽然主张中西融合，但其对中医学的主要贡献在于其对中风病的病因、病机、分类以及治疗的认识和总结。在前人经验的基础上，结合自己的个人经验，为后人在中风病的辨证分型和治法方面奠定了坚实的基础。

第七章　兰溪历代名医及其著作

瀫西人不但善于经营药材，而且学识深湛，如吴荫堂、叶宝珍、毛庆熙、吴寿亭、诸葛泰等。兰溪医药业，影响及于邻省，如侨居江苏如皋的著名戏曲家李渔，其父兄皆操医药业，如皋负有盛名的"实裕药店"，曾获清代乾隆御笔赐书招牌，也为兰溪瀫西人所创设。

兰溪历代名中医传略

兰溪历史悠久，底蕴深厚，人才辈出，代有名医，自宋代以来的杏林人物有 70 余位。

宋元至明清，兰溪名医辈出，代不乏人。"宋高宗建炎初（约1127），适元祐孟太后有疾求医，（时义）以母汪氏应召。以牡丹方治之，取效神速。因赐封爵，世掌内府药院事。"（清光绪《兰溪县志》）

元代王开，字元启，号镜潭，"家贫，好读书，肆力于医。游大都，于窦默门下 20 余年。善针砭，施之无不立愈。至元初为太医院御医，征领扬州医学教授。"有《重注标幽赋》《医镜密语》书籍传世，至今仍为中医经典著作。子孙 4 代皆业医。何凤，婺州医学教授，以道义济人，其殁，许谦赋诗"曾分池上水，遗爱在人心"以挽。

时义六世孙郭化龙，元兰溪州医学提领。其子郭桂，字时芳，任兰溪州医学学录，他"深明脉理，有回生起毙之术，乡人倚为司命。"又据《兰溪汾阳药院郭氏宗谱》载，自宋淳熙年间（1174—1189）始迁祖郭昂到民国时期第 22 代孙郭人骥（上海南洋医科大学教授），洪大塘村郭氏 22 世业医不绝，且代有名医。

在《兰溪县志》列传的还有明代名医吴奂、童鍪、吴淇、张柏、邵明彝、王之英、吴敬泉、包元第、徐应明、王师文、王章祖。其中《徐应明传》写道："徐应明，号灅溪。少与赵文懿（赵志皋）同学。赵日有名，应明意不自得。一日谓文懿曰：'汝医国，吾医民，各行其志，可乎？'赵曰：'国医赊，且不必遂；民医实，人求而我应之，造化在手矣！'游楚中，诸名公争致之。苏中翰维霖有隐疾，诊之，言状悉中。居期年，无一言虚发。"

明嘉靖年间，太医院叶氏之后叶葆庵迁居兰溪瑞溪边，筑堰建村名瑞堰头，民间俗称此地为派堰头。叶葆庵习乃祖之业，精岐黄之术，民众深受其益，其后相传到叶辐升，擅治小儿麻痘、大人伤寒。辐升传子郁升，郁升传子兆熊，兆熊传子海南，海南传子谓荣，谓荣传子宝珍。

清代郭居易、倪一位、童尚友、徐大振、闫廷瑛、姜师彦、吴佩铃等皆有声于时，县志列传（均据清光绪《兰溪县志》）。

民间行医，分坐堂行医、寓所行医和江湖行医三类。坐堂行医典出汉献帝建安中，时任长沙太守的张仲景为拯救黎民百姓于瘟疫，在官府大堂诊脉开方，并署"坐堂医生"四字。后人敬仰医圣懿行，在中药店行医沿用"坐堂"之称，中药店于是称"堂"。明代兰溪中药业已形成规模，中药店多，坐堂行医极为常见。寓所行医即指医家在寓所开设门诊。不仅在城里，而且在市井乡村皆有所设。明清时期，医疗制度中包括《刑律》。清医制《刑律》称："凡庸医为人用药针刺误，不如本方，因而致死者，责令别医辨验医饵穴道；如无故害之情者，以过失杀人论，依律收赎给付其家，不许行医；若故违本方，诈疗疾病而取钱物者，计赃准窃盗论；因而致死及因事故用药杀人者，斩监候。"又《新刑律》规定，"凡未经官署许可之医生而业医者，处以五百元以下之罚款"。可见行医科律甚严，坐堂行医和寓所行医，必重医术，必重名节。明代兰溪城区人口数量为1万~2万，行医既已成业，诊所数量当在不少。

明代兰溪不仅有"业医"，而且还有"业巫、业星命卜筮及僧道众流"。民间凡遇疾病，往往求神拜佛，抽签请符，病不医药，多事祷禳。

宋代

郭时芳（1274—？），名桂。兰溪城区药院巷（今星宫巷）人。世承家业，精岐黄。高祖母汪夫人以善医女科显于时。南宋建炎初（约1127），元祐太后有病召医。汪夫人应召，依祖传女科牡丹十三方施治，取效神速。因赐封爵，世袭掌内府药院事，荣褒3代，汪氏封安国太夫人。至七代传至时芳，于医道尤明，任兰溪州医学学录，回生起死，百不失一。乡邦人士倚之为司命。子存仁，授兰溪州学录，精于医理，活人甚众。孙公义，深明医理，克世其传。自南宋至今传承22世，代有名医。

元代

1. 何凤，字天仪，号遁山，横山人。博学能诗，为婺州医学教授，转江西提学。世业医。精其术，道义济人。去世时，金华许谦赋诗云："曾分上池水，遗爱在人心。"

2. 王镜潭（1218—1287），名开，字元启，白露山下王家村人。原住双牌，家贫，好读书，不遇于时。遂肆力于医。游大都（北京），于太师窦汉卿门学医20余年，悉传其术。将归，窦嘱咐他："传吾术以济人，使人愈疾，即君之报我也。"善针砭，施之无不立愈。至元初，为太医院御医。征领扬州教授，以母老辞归。于白露山下镜潭营建住宅，人称镜潭先生。子国瑞，太医院吏目。孙廷玉、曾孙宗泽，皆入太医院，世传其业。著有《重注标幽赋》等，至今仍为中国中医学经典。

明代

1. 童文，字仕郁。永乐中官太医院士。尝从成祖南巡，有《秋思》诗云："江南秋色雁初飞，江北行人未得归，一枕不成蝴蝶梦，砧声何处捣寒衣。"著有《拾遗方》。

2. 童鉴，字原武，号介庵，香溪人。读书好学而精于医，名重一时，活人甚多，不计酬。所交多贤士大夫，喜成人之美。有何遁山（何凤）之风，写一炼丹图，王以彰为之赞。

3. 吴淇，一曰名洪，号悠斋，太平乡吴泰仁人。世习小儿医。用药精当，处方加减慎重。著《诊脉要诀》3 卷、《痘疹会编》10 卷。

4. 张柏，字世茂，其祖由歙迁于兰。少习举业，旋以父有胃病已久，乃弃而专读内经医学等书，遂业医手诊多验，而父病亦得以就愈。人报病急请之，虽日夜十数次，弗辞。著有《医案》若干卷。经学恕序。

5. 邵明彝，字锡九，椒石人，邑诸生。中年以母病习医，博极方外秘书，能明其意而不固执其说，用之就获效，远近倚之。

6. 吴敬泉，太平乡吴泰仁村人。博通诸医学经典，精于医理。凡延请，必先诊治贫者，且赠以药物，不取其资。若贫而居远乡，不能再请者，察其病之深浅，自初病至疾愈，按日立方，不差毫厘。《黄公敏传》称其："仙风道骨，慧眼仁心，近今罕见。"

7. 包元第，号敬宇。天性孝友，擅岐黄术。其祖父伯兄亦俱以儒医济世。

8. 江文炤，字绍源，游埠江家村人。生于遗腹。事母克孝，老而弥笃。幼习举子业，母欲其习医救人，由是精于岐黄，名闻两浙。远方之人有疑难危症，接踵就医，无不立效。又恪遵母命，救人不取人财。兵部尚书王家彦有传赞。

9. 吴奂，字德章，精于医，为一邑最，人多称之。著有《古简方》12 卷、《诸集方》40 余卷。

10. 王志英（1533—1609），号石舟，白露山下王家人。王镜潭孙，元代名医王开之后。著有《医案》。子师文，号敬舟，著《医术新传》。次子师望，号侍舟。孙章祖，字叔贞，著有《橘井元珠》。曾孙兆熊，相传世以医著。

11. 吴祺(1536—1602)，字克吉，永昌街道社峰村人。为人公直，尚节气，重斯文，善岐黄术，尤精外科，活人甚众，不计资谢。

赐进士出身、中宪大夫处州知府、前工部营缮清吏司主事豫章喻氏，名喻均，字邦相，号枫谷。喻均撰写的《扶危传》为其颂。传曰："医士厚山氏，姓吴，名祺，籍隶兰邑之西乡社山。""中年得奇疾，毒中于足，诸医勿能辨，闭户呻吟，僵卧废履者殆十余年，家遂落，忽有异人野服曳杖叩其门，曰：'尔善人，吾当活尔，且授尔秘诀，广吾德施。'徐解青囊出灵膏，一一涂之，服以丹散，不旬日而愈，步履如平时。遂悉心习其术，间试之闾里，无不应守立效。自是名渐起，与马造请无虚日，其就之诊视者错趾填户，款门礼谢者亦甚多，不计姓名。每入城市，士友要肯问方乞药至拥塞街衢，厚山亦往往应之，无难色，不计资，直其存心如此。余昔令兰邑，夙闻金华为丹溪故里，医术得传，故初得疾即驻节婺署，祈便医也，然徒以名求，左右亦徒以名应。"

12. 叶德普（1553—1627），讳译，号望公，人称望山公，兰溪市水亭乡芳茗叶村人。天性仁爱宽厚，嗜古文，善医理，幼时欲就举子丘，因家贫父母年老而在家中侍候父母尽孝心。成人后常去苏杭游学，其言行无不流露出对法纲古学的熟知而被苏杭友人所称颂。而后去福建，他精湛的医术，当地人并不知晓。当地有一病人屡请名医诊治，未见好转，便请望公医之。没几日病大愈，福建人很吃惊，四处宣扬，望公医术高超的消息不胫而走。从此，福建士臣百姓有病，尤其是疑难病症，皆求于望公，并皆治而愈，许多病家重金致谢，望公分毫不收。

清代

1.郭居易（1574—1659），字维恒，洪大塘村人。时芳之裔，业医甚著名。为人平易，存心济人，深山穷谷，童子村妪遇病，都说请郭先生来则生。贫家延之诊视，不受其谢，更赠以药。子德昌，字日生，入邑庠，克承先业，人多称之。

2.徐九皋（1816—1886），太学生，永昌街道朱村人。擅长外科，草药治愈疗效，曾施膏丹丸散于众，民间有外科草药医名誉。

3.叶晋安（1839—1898），号海南，承祖父叶郁升、父亲叶兆熊医祖业，弱冠即悬壶乡里，负盛名于龙、兰、汤、寿一带。尤以诊治单腹胀、伤寒、杂病、小儿麻痘称著，时誉神医，为他作传的诸葛氏赞他："品评天女之花，光明法眼；驱遣神农之草，变化从新。"民间尊称其为老海。其子叶谓荣继其业。

4.倪一位，字光远。家世业儒兼精医术，性复慷慨，好施赈药，当道咸嘉奖。

5.徐大振，字金声，号成斋，大塘下人。家世业医，大振习其术神悟，施治多奇验，寓邑城，求医者门接踵。不以利居心，远乡来聘，虽千金不一顾，而遇贫苦者，终不忍拒，且时助之药饵。晚好静居，筑室河滨，有求医者，嘱子弟代诊，己则从旁指示。著有《伤寒辨误》。

6.吴国勋，辑有《诸家医案经验录》。凡用前人诊法而验者皆录之，积录十有余本，书颇有用，惜遭燹，佚。

7.蔡秉衡，著有《金匮要略浅注》《中西妇科摘记》。

8. 翁樟炳，著有《儿科撮要》《外科撮要》《妇科撮要》《随意录·一生验方记》。

9. 阎廷瑛，字尹孚，胜岗人。精于方脉，不计酬谢，活人盛众。江浙间游踪殆遍。后侨居乌伤之鹅塘。著有《玉环集证治要诀》60 卷。

10. 徐鸣皋，横山人。光绪年间人称"鸣皋先生"。博学多才，尤擅长妇科，名闻邻县。有手抄《经验方》6 册，《医案》1 册。子毓康、孙炳扬承其业，皆称"横山先生"。

11. 吴佩龄（1841—1931），字维鹤，双牌吴泰仁村人。旧志载：明代此村吴敬泉、吴仰泉、吴惟仁、吴惟元俱以医名，人称"吴泰仁"，村庄由此得名。佩龄祖传儿科，治疗小儿发热、麻、痘、惊、疳等疾经验丰富，既能药到病除、妙手回春，又精于医理，独具灼见。对《小儿药证直诀》《幼幼集成》等专著极为推崇。论治儿科，独具灼见，能决病儿之生死，挽救于危倾，临县妇孺皆知，人称"吴泰仁先生"。至晚年著有《秘传家藏幼科》2 卷、《采录封轩》《病机赋》《验方集》《痘麻症歌》等手稿，惜未刊。子寿槐、寿棠、孙志明、志成继其业。

12. 诸葛锵（1844—1900），字凤鸣，号棠斋，诸葛村人。10 岁失怙辍学，幼而习商。甫游都市，于物产信息、生计盈虚了然于心。清咸丰十一年（1861），太平军陷兰溪，锵时年 18，挈眷避诸宁绍江淮。安顿完毕，旋纠众间行归里。复集兄弟戚属 20 余人，驰突风魂血瀑，日贸易数十里外。兵近则避，兵去则贾，攸往无困。籍资周济，全活甚众。清同治二年（1863），太平军败走兰溪。锵以敏锐目在劫后狼藉的兰溪县城开设天一堂药号。时港禁初开，洋商航集东南。锵高掌远跖，纠众由浙赴江，由赣趋粤，创起中药业。

设祥源庄于上海，并以之为基地，力绾中外贸易之枢纽，南届广州、香港，北到津沽、牛庄，设祥源庄分号，经营中成药和中药材。信义交结，华夷无间，运输贸易半中国，直至南洋，成国内中药业最大代理商。清光绪初（1874），锵首出巨资，于广州修葺金衢会馆，使南下金衢客商宾至如归，隐隐然金衢中药业界领袖人物。因其引领推动，兰溪涌现超 5 000 人的药商大军，时占全县男丁数量的 7.4%。1896 年，他因积劳成疾，养病故里 3 年，仍时手书千言，指示沪粤商情。1900 年，于上海病逝。锵子韵笙，留学日本，弃官从商，继承父业。锵囊有余资，不营良田美宅。返里倡建宗祠，设立义塾，购图书万卷贮其中，延师以教里中子弟，备受赞誉。

13. 胡玉华，字永潮，号易书，又字品金，今永昌街道上方顶人。世业疡科，驰名金、衢两属，就医者无不着手成春，年 75 岁寿终。传子济生，声名益播，惜早逝。济生侄绍棠，字子丹，继承家学，兰嘉师管区司令赵憬赠以"刀圭度厄"、陆军第 28 军修械所长王荣庭赠"喉科圣手"各一匾。其余借文字鸣谢者，指不胜屈，为兰溪中医疡科之先师。

14. 徐樟福（1859—1946），字鹏翼，名兰发，朱村人，朱九皋之子，大学生业医。继承父辈医业，致力中医，精外科，医技佳，医德良，颇享时誉，扶贫济困，助人为乐，尤好仗义，赠药施棺，毫无吝惜。传有《丸散膏丹》手抄本。

15. 姜柯祥 (1864—1924)，字廷杰，号夔臣，又号选卿，水亭畲族乡西姜人。生于清同治二年（1864），少好读书，曾赴童子试，嗣因体弱多病，改习医。闻衢州汪雨田、雷少逸两先生得叶天士真传，遂负笈从赴，竭诚求益。追随两先生之门，殆十余年，尽得医术奥旨。清光绪三十年（1904），应龙游县药业之请，遂驻龙城问世，求诊者络绎不断，活人无数。每遇贫病，退还酬金，并另给药费以济之。先后在衢州、龙游开设天瑞堂药店。

16. 姜本耕（1890—1982），名松亭，字维祯，号少卿，17岁随父姜柯祥习医，继父之业，仍在龙游县滋福堂行医，病者拥挤于门，应诊不暇，声誉亦著。余越园先生器重之。后在游埠开业。中华人民共和国成立后，参加区卫生院工作，擅治内科杂症，素有声誉。

17. 成壬林（1866—1928），殿山成村人。少壮从师业医，长于伤外科，自制丸散膏丹，善用雷火神针。

18. 诸葛韵笙（1871—1942），名泰，字源生，诸葛村人。父棠斋，为晚清浙中药商巨子。初习举子业，22岁中秀才，27岁赴日本留学。三年后学成回国，弃儒经商，继承父业，开拓创新。先在兰溪城区扩充天一堂药行，增设同庆药行，经营中药批发业务。又在上海设祥泰参药号，同时在上海、广州、香港三地经营祥源庄药号，在杭州设同丰泰运输行，分支联号，互相呼应，在浙中西部和皖南、赣北形成经营网络，使其在兰溪集散的山货药材及土特产直达上海、广州、香港，药行批发业务遍及金华、衢州、严州、温州、台州、处州，以及赣北、皖南地区，名列兰溪前茅。天一堂所制丸散膏丹，以"修合虽无人见，诚心自有天知"为旨，选料道地，制作精细，闻名遐迩，畅销国内及南洋各地。百补全鹿丸尤有特色，远销杭州、上海、台湾；据传盲人手摸鼻闻，便知是否天一堂所出。韵笙经商有道，曾任香港浙江商会会长。热心地方公益，兴办诸葛宗高小学，捐巨资建立担三中学、高隆小学。1920年，又兴办兰溪中医专门学校，任校长，直至1937年停办。父子两代，后先济美，致力发展中药业80年，对兰溪医药事业发展颇有贡献。1942 年卒，终年 72 岁。

19. 唐萃锵（1872—1931），字子中，号夔卿，乳名乌苟，人称乌苟先生。兰溪上唐村人，幼承父（炽昌）业，攻读岐黄之术，擅长内科，尤以热病为专，用药轻清，主张寒凉著称。家设"仁德堂"药店，素有济人之德。寿昌、严州、兰城尝有声誉，存有手抄《舌镜大全》一册，孙唐介农承其业。

20. 张寿颐（1873—1934），字山雷，江苏嘉定人。19 岁为秀才。因母病风痹，历久不愈，乃弃儒学医。经名医指导，学业与日俱进。1914 年在朱阆仙所办中医专门学校执教，后在沪悬壶行医。1920 年应聘来兰溪中医专门学校任教务主任，从事中医教育工作 15 年。寿颐博古通今，中西合参，又精于训诂，经典医著与各家学说均能发其要义，取其精华，并擅内、外、妇科，对中风、脉学、外疡尤有研究，被誉为全国名医"二张"之一。当选中央国医馆理事，受业学生先后达 500 余人，分布省内外各地，其中，有著名针灸学家、世界针灸联合会筹备委员邱茂良（龙游人）。曾编写教材讲义 25 种、66 册，其中《沈氏女科辑要笺正》《疡科纲要》《中风斠诠》《张山雷医案》等书，中华人民共和国成立后由上海科技出版社出版。1934 年卒于兰溪，墓在城北石骨山南麓，今修葺一新。

21. 裘福星（1873—1930），名学良，字作圣，号冶亭，清邑庠生，今游埠镇裘家人。长于医学，就近三十里有险症，必请其医治，每出奇制胜，群医咋舌，往往着手回春。家道充裕，不问诊金，贫病者施医，或不迎自至。卒年 57 岁。

22. 吴荫堂（1880—1939），号时森，自号补阙山人，近代中医临床家，建德（原属兰溪）回回塘村人。初习举子业，为郡学秀才，既好诗文又工于书，后弃儒从医，因患咯血屡医不愈，遂弃儒从岳父叶渭荣学医，是"回回堂"医派的创始人，人称"回回堂先生"。其医术在浙中、浙西部有神明之颂，誉驰金、衢、严三府。其后赴兰溪县城行医，常与张山雷切磋医技，不断丰富医疗知识。在医务繁忙之中，乃受兰溪中医专门学校之聘，客授《血证论》《医林改错》等书。学熔各家精华于一炉，尤推崇唐容川《血证论》、王清任《医林改错》及《十药全书》《理虚元鉴》等医论，主"血贵流不贵滞""血病治气""活血消瘀"，以调气消瘀治血症。运用止血、消瘀、宁络、养血、先消后补、先补后消、消补并行、气血双补治血八法，对症下药。并以己病做试验，不数年学识精进，医名大噪。医德亦高，以济世除病为己任，贫苦者不延自至，不收诊金；病危者全力挽救，甚至亲督汤药，不辞劳累。著有《医学初津》，传有《吴荫堂血证脉案》手抄本数册，影响颇深。晚年欲汇平生心得编为《血病心得》，不幸未竟而逝。其传人有吴士元。

吴荫堂先生在 20 世纪初是浙西、浙中乃至安徽、江西等地鼎鼎有名的"杏林圣手"，他与同时代的张山雷先生并称浙西二大名医。吴荫堂先生擅长于临床，内、妇、儿科以及杂病诸科，尤其精于"血证"（与肺结核病相关），素有"血证圣手"之称。因诊务繁忙，吴荫堂疏于平生行医经验方面的书面著述，近百年来，一直没有资料、书籍留存，而今他的脉诀手迹、医案处方手稿重现，使得中医药界人士如获至宝。

23. 诸葛禹奠（1882—1952），字柏梁，诸葛镇人。16 岁受业于名医姜献华门下，尽得心传。一生精于内科，尤专于外科，诊治脑疽、发背，远近闻名。有济人之怀，遇贫患者，不计酬谢，反以助金。乡人有口皆碑。

24. 叶辐山，诸葛派堰头人。世以名医著，自葆庵精岐黄术，历传至辋山名益扬。公曾语人："医者意也，化而裁之，存乎其人，执古方以治今病，何异拆旧料以构新屋乎？"人疑公喜用重剂，每味动以两计，而不知对症制方，非此不足奏效也。辋山公传至郁升，而海南、而兆熊，皆以小儿麻痘、大人伤寒两科，家传神效。

25. 叶宝珍（1887—1956），字映辉。诸葛瑞堰头村（派堰头、土名破堰头）人，人称"派堰头先生"，是"派堰头"医派的创始人之一。祖父晋安、父谓荣均以医闻名乡里。他承其祖业，精于岐黄之术，以诊治伤寒、杂病、小儿麻痹症为主，闻名于兰溪、龙游、汤溪、寿昌等地。兼采明、清温病医家之长。擅以《内经》"必先岁气，无伐天和"的运气学说诊治温病，立法遣方常以巧取胜。练成识证注重节气，用药轻灵活泼，对汗、清、下三法尤有心得，向以"伤寒派"著称。并且通晓儿科，治麻疹经验独特完整。为人且重医德，诊务繁忙，不辞辛苦，不计报酬。每以愈病为己任。用药轻灵对症，反对大方大补，有独到之处。尤精儿、妇科，屡挽危疾，名重一时。1956年卒于家。子永清、永森、永春、永寿，孙德铭、敏瑞，重孙叶航继其业。

26. 毛樟骏（1890—1953），诸葛厚伦桥人。祖传女科，诊治妇科经、带、胎、产经验独特，形成独具一格的毛氏流派而闻名遐迩，是后来伦桥女科主创始人之一。子毛庆熙继承其业。

27. 胡静斋（1891—1960），徽州绩溪人。一生精于外科，是"一元堂"外科创始人之一。"一元堂"外科擅长治疗疔疮、背疽、乳痈、无名肿毒、皮肤病及各种痔瘘等外科病，闻名远近。1929年5月胡静斋加入兰溪中医工会。至时行医20余年，后创大堂，在兰溪颇有声誉。其侄胡品瑜承其后。

28. 章飞仙（1891—1939），名不凡，号蜚庐，游埠下章村人。1912年毕业于浙江第七中学，由邵飘萍荐入慧星报馆任编辑。未几，入天津陆军部军医学校学医。毕业后，入南苑中央陆军第五混成旅步兵一团二营任上尉军医长，踏上从军之路。直皖战事发，随军上前线救护。1921年任第五混成旅旅部军医官长。自此追随旅长商震，戎马倥偬，直至没齿。1932年春，晋级少将。次年，华北军第二军团总指挥商震在唐山设兵站医院，飞仙兼院长。编撰讲义，传授医技，培养一批医务人才。"七七"事变后，三十二军奉命与敌作战，飞仙负责救护伤员。1938年，在台儿庄、鲁西南等战役中，不避艰险，亲赴前线，与部属同安危。同年12月，商震升任第九战区副司令长官，三十二军归属十九集团军，商震委飞仙为总部少将参议，同往桃源任职。次年五月，因操劳过度，遇感冒暴发，救治无效，与世长辞。飞仙逝世后，国民政府主席林森及张群、何应钦、孔祥熙、于右任、陈诚等军政要员数十人亲题挽词悼念。商震谓其"为国宣勤，积劳身故"。飞仙一生为人正直，热衷医务，关心民众疾苦。每归乡里省亲，求治者门庭若市，从不惮烦费。尝语人曰：余一生无他长处，唯一"恒"字可当之无愧矣！

29. 何寿坑（1891—1965），字鹤屏，兰溪厚仁乡莲塘岗村人。其幼而颖悟及长，则从师业医，生平治学严谨，尤精《叶天士女科》及《臣字金鉴》二书，治以妇科见长。临症擅用验方。曾开设缙云"万松堂"药店，生平辑有《经验方》，现已散失。

30. 徐如意（1891—1950），字豁仙，名济，永昌街道朱村人，浙江中西医学校毕业。擅长中医儿科，20世纪30年代在永昌开设"济生堂""宝和堂"药店，行医坐堂，对儿科有独特经验，著有《疏杏花芦》《儿科麻痘疳惊解凝》二书。

31. 江钟瑶，字虞琴，号伯薰，原名金林，邑南雅滩乡石港塘人。幼聪明好学，为人谦和，存心荐人，长专习医，擅长疯科，秘制药片，其效如神。金、兰、汤三县边境，方域五十里，皆知其名，称其"疯疾神医"。每有深夜奔驰就医者，均精心治疗，不取分文。家贫延诊者，不受其谢，并赠以药片。其医德尤可称也。

32. 何锦培（1893—1961），又名何培仿，字鹤翔，号鸣皋，外科医生，兰江街道莲塘岗村人。10多岁跟人学医，18岁后从医为业。精通中医外科，医术高明，医德高尚。他自己研制的中草药有独特疗效，给病人治疗外科疾病时，根据不同症状，对症下药，能药到病除。人们称何锦培为"神医"。何锦培治疗疮有独到之处，附近一带颇具名声。旧社会，小孩群体易发痈疽疔疖之类疾病，只要经过何锦培诊断，配上他的中草药，均能药到病除。为此，人们又称他是治病的"活菩萨"。他给人家治病，有两大与众不同的特点：一是治病不仅不看贫富，而且概不收取诊疗费。二是病人上门看病，遇到中饭、晚饭时间，家中烧好的饭菜要让病人优先吃。因此，何锦培在方圆几十里有极好的口碑。

民国至中华人民共和国成立时期

1. 蔡济川（1895—1977），名元楫，字济川，居城关包宅巷。20岁随父亲经营"蔡同德"药店，1919年考入兰溪公立中医专门学校，1923年

6 月兰溪中医专门学校正科第一期毕业，学业优良，留校任教。嗣后，在祖业"蔡同德"药店坐堂门诊，声名初振。

1929 年，国民党政府取缔中医，蔡氏受张山雷及同行委托，作为代表前往南京参加全国中医界的请愿盛会，强烈要求发扬国粹，振兴中医。先后参加中医协会、中医公会、国药同业公会，担任执委及理事等职。1933 年 6 月被选为兰溪县商会执行委员。1937 年 3 月，任国医馆兰溪支馆馆长，后因日寇侵华，县城沦陷，医校停办，乃携眷避居白露山岘坦村行医。1945 年抗战胜利，返回"蔡同德"药店坐堂行医。中华人民共和国成立后，1952 年 4 月组织参加新生路联合诊所，任中医内科医师，期间参加金华专区中医进修班学习结业。1955 年 1 月合并组建兰溪县中西医联合医院，任医疗股副股长兼中医内科医师。先后担任兰溪县人民政协第二、第三届委员。1956 年、1962 年先后两次在联合医院中医学徒班任教，并负责中医学院实习生带教，为发扬国粹、振兴中医事业做出很大的努力。

蔡氏临证 50 余年，擅长内科、妇科，兼用针灸，颇有声誉，1962 年被评为省著名中医师，已入编《浙江当代中医名人志》，有医案选入《全国名医验案类编》。

2. 范正铎（1895—1975），又名庚金，厚仁镇里范村人。16 岁后白天放牛劳动，晚上刻苦学习文化知识，后托人介绍，拜义乌何云亭先生为师，学习中医外科及伤科，历时 4 年，返乡行医直至中华人民共和国成立。1956 年参加厚仁联合诊所，1961 年调入女埠区卫生院，担任骨伤科医师，从医终身。

先生一生好学，对医术精益求精，古典医术除研读《内经》《金匮要略》

等外，还熟读《三朝名医方论》《伤科补要》等医籍。在伤科十大不治之症的治疗上，遵循"治病必求其本"的原则，采取医患合作，整体与局部相结合，动静相结合的方法，在治疗中十分重视调整阴阳。根据肾为先之本、主骨、骨折后气血瘀滞、新血不生的原理，在治疗骨折时，坚持先破瘀活血、继而活血生新、接骨续筋等原则，每每见效。除此，他还注重脾胃调和，治疗期间注重动静结合，动其全身，静其骨折局部，治之而愈。

先生医技精湛，对待病人无高贵贫贱之分，对贫困者，常解囊相助，在浙西一带享有盛誉，其子范庆铨继其业。

3. 徐炳扬（1897—1981），承祖业而精岐黄之术，擅长妇科，从医60余年，医术精湛，医德高尚，治疗进、带、胎、产等妇科病经验独到而名扬金华、兰溪一带。1962 年被评为省著名中医师。孙徐锡旺为其传人。

4. 姜辅周（1900—1955），字伯英，今永昌街道姜坞底村人。上海南洋医学院毕业。初与杨茂荣等开设兰溪医院，越一年，自设伯英医院。曾陆续开设伯英药房、七七酒精厂、华兴肥皂厂、生生桃园、猪场，并投资开发甘溪煤矿，倡议赞助修马路、浮桥、办电厂等。又于铁路未通时在火车站附近购地建房，开设新亚饭店。1940 年日军飞机轰炸县城，辅周正在金钟岭背桃园翻晒棉花，有人向驻军诬告辅周为敌机指引目标，遂以汉奸罪被捕，历年余始释放。县城沦陷，避归家乡务农。中华人民共和国成立后去上海鸿丰纱厂任主治医师。

5. 胡绍棠（1902—1950），号子丹，永昌街道上石桥行政村上方顶村人。人称"上方顶先生"。祖传外科，学于叔玉华。胡氏对《医宗金鉴》《疡科大全》钻研极深。其治疡既扬家传，又取各家之长。论治外伤重整体，内外治结合，辨证重阴阳。分疮疡为阳证、阴证、阴阳证三类。擅治痈疽、疮疡、单双蛾、喉痹，皆能妙手回春。常用自制"三品一条枪"治骨疽引起的瘘管，每每见效。因一生推崇以割为主，善用刀针，故以"刀针派"著称，求治者应接不暇。获赠"第二华佗""喉科圣手"匾额数块。性豪爽，怜贫恶富，平时对贫病者每以药相赠，深孚民望，富户患者常扮穷人求治。终年49岁。女胡素娇承其业。

注："三品一条枪"是由百砒、明矾、雄黄、乳香等组成，具有腐蚀去恶、价廉效果好的特点。

6. 汪仲清（1902—1973），浙江兰溪人，高中文化，1916年2月至1917年6月在浙江衢州省立第八中学读书，1917年8月至1918年12月在兰溪"同庆堂"药行当学徒，1919年8月至1923年6月于兰溪公立中医专门学校正科毕业，1923年6月至同年10月在兰溪县（今兰溪市，下同）教育局任司书兼行医，1927年8月至1927年12月在张山雷先生执教的兰溪中医专门学校任教，1938年1月至1945年9月在兰溪、金华乡镇行医，1945年10月至1952年3月在兰溪雀门巷"生生"药店坐堂，1955年加入兰溪县联合医院任中医内科医师，同年至1958年担任该院副院长，1959年并入兰溪县人民医院，任副院长，1960年调入金华第一医院。

先生擅长中医内科，对中医妇科及儿科亦有钻研，中医理论扎实，理法方药合拍，治疗得心应手，在兰溪及周边县市颇有影响。先生注重脾胃学说，认为脾为后天之本，生化之源，化源充足，则正气强盛，邪气自去。临床诊治"治病必求其本"的思想贯彻始终。由于治愈率较高，因而颇得患者依赖。先生在兰溪工作期间，热心公益事业，曾先后任兰溪县人民委员会第二、第三届委员和兰溪县第二、第三届人民代表。在金华曾经授徒3人，为培养中医后继力量作出一定的贡献。

7. 吴春祈（1902—1977），是小儿科之乡吴泰仁村人，兰溪市游埠镇中心卫生院元老级中医，是近代中医张山雷先生嫡传弟子，兰溪中医专门学校正科毕业，属于高材生。12岁去"同庆"药店当学徒，18岁考入兰溪中医专门学校，拜张山雷先生为师，接受科班教育。先生学习刻苦勤奋，认真钻研医理，深得老师器重，毕业后回乡在吴泰仁村边设医局行医，并担任遂旺小学校长，因擅长小儿科而闻名于兰溪、龙游、寿昌等临邑。他在双牌附近行医，谦恭好学，诊务之余，勤于笔耕，曾经被聘为上海光华医界春秋杂志社浙江兰溪诸葛分社社长。1931年又在水亭立本小学任教一学期。此后辗转乡间，均未中断其医疗活动。1934年曾被推为厚仁乡副乡长，因拒任而于1934年3月举家迁往游埠，在"方聚生"药店任坐堂医师。1944年在兰溪游埠开设正心药社，坐堂行医，声誉日隆。1949年中华人民共和国成立前夕，原游埠乡乡长郎仲虎闻风辞去乡长一职务，吴春祈曾经担任过不到一年的乡长。

中华人民共和国成立后，在党对中医政策的关怀呵护下，中医界枯木逢春，他精神振奋。1955年前往杭州省中医进修学校（浙江中医药大学前身）进修并结业。1958年全区个体医生均并入游埠区医院，他担任医院中医师，同年被选为镇代表，担任过政协委员。1962—1967年任金华卫校兰溪中医班专职教师，期间先生治学严谨，一丝不苟，为金华中医界培养出一大批专业人才。1968年因中医班停办，遂回到游埠医院行医。1976年退休后仍然忙于诊务，直至1977年病逝。他为我国中医事业贡献了毕生的心血，开中药店，兼坐堂医师；在诸葛中药班任过教，晚年在游埠区卫生院中医科任职。理论—实践—任教—实践的全过程，使他成为一名理论基础扎实、临床经验丰富的名老中医，在游埠、诸葛一带颇有影响。

先生擅长中医内科、妇科、儿科、皮肤科等科疾病的治疗，对儿科疹痘、小儿消化系统疾病、成年人脾胃病、呼吸系统的咳喘病、妇科病的治疗有独到之处。

吴春祈钻研技术孜孜不倦，传授技术从不保守。虽然他老了，可是他在行医方面从来没有放松过，达到孜孜不倦的程度，努力做到活到老学到老。原来在游埠医院中医科退休的80多岁的姜本耕医生（今水亭畲族乡西姜村人），经常来中医科室与吴先生交流经验。他与吴先生一样，随身带个小笔记本，一旦有特殊的医案或临床特别效验的处方，就会记录下来，从而积累了许多单方、验方。在他的后裔家中，至今仍然保留着当年任教的教材和积累下来的临床医案，成为传家之宝。儿子吴伯明、吴政明，女儿吴居兰及女婿邹屏，外甥邹培华、外甥女徐铁华承其业。

8. 徐立刚（1903—1958），兰溪马鞍徐人。父清泉经营药业，在县城开设"三益堂"药店，在施家塘沿办有鹿园，在马鞍徐建有药圃。立刚自兰溪中医专门学校毕业后，继父经商，即改建"三益堂"药店，采用混凝土磨石子曲尺柜台，店容独具一格，为县城混凝土结构建筑之始，配方撮药，味味分包，内附药性说明书，附赠药滤，首创商业售后服务之例。

9. 胡品瑜（1904—1977），曾名在廷、怀瑾，祖籍安徽绩溪上庄乡人。少时随父来兰，1923年毕业于兰溪中医专门学校，肄业。1923年至1931年随叔父胡静斋学习侍诊，于城关官桥开设"一元堂"药店兼门诊医疗，后继承叔父胡聚五先生创办的"一元堂"药店，坐堂行医。兼营丸、散、膏、酊等。临床擅长治疗疔疮、背痈、乳痈、无名肿毒、皮肤病及痔瘘等外科病，因以内消为主，有"内消派"之称，闻名远近，人称"一元堂先生"。

1952 年参加兰溪官桥联合诊所，1953 年去金华中医进修班学习，1955 年至 1958 年在兰溪联合医院任中医外科医师兼院务委员。1959 年至 1962 年 6 月在兰溪工农医院任科室负责人兼院务委员。1970 年"文革"初期，医院解散，先生不顾年事已高又多病在身，毅然要求下乡到偏僻的山区兰溪横木乡卫生院为广大农民患者治病。1975 年工农医院恢复，抽调回院，直至去世。

先生工作认真，医风端正，医技精湛，曾历任兰溪县政协一至四届委员、常委。1962 年被评为省著名中医师，已编入《浙江当代中医名人志》，留有手抄本 5 册。

其传人有胡春英、胡雪琴、胡昭群、胡昭林、王九如、史敏儿。1959 年献出家传秘方百余件。

10. 吴志成（1904—1976），继承祖业儿科。其一生勤奋俭朴，刻苦钻研医术。学术上推崇《小儿直诀》《幼幼集成》。对家传验方悉心研究，紧扣小儿生理病理特点，强调四诊合参。尤重望诊和问诊。对小儿指纹的辨证，有独到的经验。对小儿的疳积、疝气、麻疹、咳嗽等疾病有丰富经验。子吴育才承其业。

11. 诸葛经（1905—1978），乳名大发，字倬卿，又字卓人，号卧龙山人，诸葛镇前宅村人，在当地人称"诸葛大发"。一生主要从事医药业。他还是兰溪近现代的画兰名家，画人物、山水、花鸟无所不能。于 1925 年至 1928 年间向名医吴荫堂学医，与吴荫堂又有姻亲关系。

12. 吴仕朝（1905—1970），又名时兆，兰溪市永昌街道社峰村人。年方 19，于兰溪中医专门学校就学，为张山雷之门生。毕业后赴居缙云壶镇，嗣其父业，于"问松堂"中药店诊病施治。生平博览群书，尤推崇《伤寒论》《金匮要略》二书，治以内、儿科见长。生前曾整编成幻灯片《小儿麻疹治法》一套，于缙云各地放映，晚年医德鼎盛，播于环缙诸邑。

13. 唐焘（1906—1984），字九丹，讳树桐，人称"树桐先生"。承祖业，学术上推崇叶天士、吴鞠通诸家。通晓《温热论》《温病条辨》《温热经纬》等名著。用药取"轻可去实"之说，主张轻灵活泼。19 岁代父出诊。1952 年响应中国共产党的号召，组建殿口联合诊所，悬壶乡里，对伤寒杂病、温热病最为专长。在寿昌、建德、兰溪颇有声望。先后代培了俞大毛、吴秀雄、郑培春等 10 位学生。由于品德高尚、医术精湛，在群众中威望极高，被推选为兰溪第二至第七届县人大代表。有子唐介农、孙女唐英承其业。

14. 叶永清（1907—1986），字建郎，兰溪诸葛镇派堰头村人，祖上数代行医，至永清已历 11 代。幼承庭训，尽得家传，复受业于"回回堂"吴荫堂先生门下，勤学不倦，博采多闻，得以深造。年刚弱冠，悬壶问世，屡起沉疴，医名已扬，前来求诊者络绎不绝。1937 年挟术到寿昌，先至江北蓬、寺锄头，后定居寿昌城，兼设"永德堂"中医店，行医售药，方便百姓，活人无数，医名大噪，誉驰遐迩。近 30 年来，治验尤富，渐成独具风格之名医家，1962 年被评为浙江省首批名老中医。

叶永清学识渊博，不骛虚名，求实创新。对《灵枢》《素问》《伤寒》《金匮要略》《神农本草》无不悉心研究，得其旨趣。而治温病则宗叶天士、五孟炎；治血证则宗唐容川；治杂病重视肝肾之调治；治女科则重视奇经气血之调理，更重视整体观念，突出辨证施治，内伤外感无所不长，伤寒、血证尤推巨擘。

叶永清医术精湛，医德更高尚。常教诲子女曰："不学医术，不可以为医，有学无识不可以为医，必须学贯古今，识通天人（天人合一），庶乎可矣！"遇有贫者来诊，不收诊金，且免收药费，病家感激不已。中华人民共和国成立前，病家曾送金匾以颂其德，上书"杏林神德""恩冈鞠膏"等，以表达感谢之心。中华人民共和国成立后，除诊病外，积极参加社会活动，于 1956 年参加寿昌县人民医院工作，任副院长职务，并被选为省、县人民代表，市、县政协委员。著有《血证问答》《临症造录》等书，内容丰富，论述精详，不尚虚文，惟求实效，堪为业医者之善本。其子叶德铭、叶士恺、叶文渠，孙女叶雅儒均继承中医事业。

15. 蒋理书（1908—1975），兰溪大邱田人。1929 年毕业于兰溪中医专门学校，初悬壶于建德。1932 年回母校任教，因抗战爆发，学校停办，遂复行医于洲上，名声渐振。直至 1952 年洲上组织联合诊所，蒋理书为负责人。他精于医理，富有临床经验。1962—1968 年，被聘为兰溪中医班教务，其学识广博，教学严谨，培养学生 67 名，为抢救和继承中医先辈经验、培养后人付出了巨大的心血。

16. 邵宝仁（1909—1988），又名邵东山，兰溪城关镇人。他是著名中医学家张山雷先生的得意门生和女婿。20 世纪 20 年代毕业于兰溪中医专门学校，并留校任教 9 年。抗日战争爆发后，中医专门学校被迫停办，遂悬壶民间近 20 年，20 世纪 50 年代中期，进入游埠、三港联合诊所和游埠中心联合诊所工作。1956 年 3 月，当选为兰溪县第一届政协常委。嗣后调入金华第一医院、金华市第三中医诊所和金华市中医院，长期从事中医临床工作。20 世纪 50 年代末，进浙江中医学院中医师资班进修，后留校任伤寒、温病教研组组长，指导医学教育工作，直至 1976 年退休。

邵老一生博览群书，治学严谨，讲课深入浅出，条分缕析，对经典医著独具见解，每考证一字，废寝忘食，对诸家学说亦多能笺正。晚年悉心从事张山雷先生著作的整理，并完成张山雷先生的《古今医案评议》湿温症部分的续写工作。还担任由省中医组织的《张山雷医籍》整理小组顾问。退休后，受聘从事研究生的教育工作。虽长期体弱多病，仍孜孜以求，为中医事业竭尽余热，享年 80 岁。

17. 鲁秀山（1910—1979），字岳，又名金山，兰溪诸葛（今建德市里叶）人，家贫。14 岁起，先后在金华、丽水等地中药店做药工兼习中医。青年时，经上海恽铁樵中医学校函授两年，医道大进。1935 年 1 月，到常山县浮河开业行医，兼营中药店。1952 年，浮河中西医联合诊所成立，任负责人。1959 年 1 月于衢州专区中医进修班结业后，历任溪口中医联合诊所、常山县城横街中西医联合诊所负责人。1962 年 4 月，被选为常山县第四届人大代表，去世前为常山城关卫生院中医师。

秀山长期从事中医药业务，熟悉中草药性能，对张仲景《伤寒杂病论》的见解有独到之处，对"小柴胡汤"一方的运用更为得心应手，疗效显著。旧社会，由于缺医少药，血吸虫病、肝硬化腹水是不治之症和当时有"大肚变筛箕，神仙都难医"之说。鲁秀山治疗晚期血吸虫病、肝硬化腹水病人却获得良效，故同道人誉称他"柴胡先生"。他治疗晚期血吸虫病和肝硬化腹水病人，常用十枣丸或甘遂末与当归补血汤交替使用，攻补兼施，获得良效。

晚年的鲁秀山积极授徒，谆谆教导，不厌其烦，其弟子已成为常山中医新秀。

18. 毛庆熙（1912—1980），字一鹏，继承厚伦桥祖传女科，先后进入诸葛、永昌卫生院工作。毛庆熙常以"有学无识不可以为医，不学无术更不可以为医"律己自勉。学术上尤宗《济阴纲目》《医宗金鉴》《妇科玉尺》等诸家。从事临床 50 多年，诊治妇人经、带、胎、产经验独特，因形成了独具一格的毛氏流派而闻名遐迩。不仅在本市，而且在龙游一带都有颇高的声誉。1962 年被评为省著名中医师。毛晓糯、毛晓清、毛蓉承其业。朱文仙、吴肖清、金赛娥为其传人。

19. 吴士元（1913—1995），字正绶，号秋光，兰溪回回塘村（现属建德市）人。其父吴时涛乃清代太学生，从事私塾执教，家境清贫，兄妹 11 人，唯其有幸随父就读于私塾。先生自小天资聪慧，就读于父亲的私塾中，每天能背诵古书百余篇。15 岁插入当地高小毕业班，16 岁高小毕业。他的堂叔父吴荫堂乃金华一带名医，少年时的先生目睹求诊者络绎不绝，许多危重病人经其堂叔诊治转危为安，这使他记起"不为良相，便为名医"的名言，于是抱定"习医济世"之志；先生高小毕业那年，适逢兰溪中医专门学校招生，兰溪中医专门学校为近代名医张山雷先生所创办，其报考资格要求为"中学毕业或同等学力者"，但只考作文一篇。先生毅然报考，并以同等学力第一名被录取。入学后，在张山雷老师的亲自教授下，学完了中医基础理论和一些基础知识课程，以及张山雷自编的讲义、《本草正义》

《脉学正义》等。他充分利用这个良机，发奋攻读，以优异的成绩读完了两年预科。由于当时废除私塾其父失业，先生无法继续完成两年正科的学习（该校学制为四年，预科两年，正科两年），只好辍学在家。但先生不改立志行医的初衷，一面随堂叔吴荫堂侍诊，一面发奋自学，他系统阅读了叶天士、张石顽、徐灵胎、王孟英等诸家医著，又将堂叔运用的四诊之法和辨证施治的经验默记于怀，书写成文。1935 年，年届弱冠的他即悬壶行医，但由于年纪较轻，难取信于人，但他并不气馁，经过几年的刻苦努力，在当地逐渐有了名气，特别是 1937 年，一例湿温症危重病人经他精心辨证施治，转危为安，自此诊务日隆。1944 年 3 月领取营业执照，在兰溪世德路 1 号开设吴士元诊所，并在城中"瑞新生堂"坐堂行医。1945 年为开化县普济施医局重资聘任，为期百日。随着日军侵入兰溪，县城沦陷，他返乡就地门诊，虽然已成为当地颇有名望的医生，但诊病仍不分贫富，出诊不分昼夜，为此深得兰溪、建德、金华一带民众的信赖。当地人亲热地称他为"回回堂先生"。1945 年日本投降，先生应兰溪医药商之邀，迁至县城内开业，求诊者日众。

1951 年筹建兰溪中西医联合诊所，任所长兼中医师。1953 年参加筹建县联合医院，任院长兼中医师。1956 年调入浙江省中医院，任中医内科医师兼科室负责人。1961 年加入中国共产党。1971 年调入浙江医院，任门诊部副主任兼中医科主任。1977 年任中医科主任。1979 年 5 月任浙江医院副院长。1980 年晋升为主任中医师。1983 年被评为省名老中医，后被评为国家级名老中医，享受国务院特殊津贴，已入编《浙江当代中医名人志》。1985 年 3 月被聘为浙江中医学院特邀顾问、浙江中医杂志顾问。曾当选为兰溪市第一届人大代表，同时担任省政协委员。

他擅长中医内、妇科，研究老年病。长期从事中成药研制工作。所创治疗高血脂的药物"血脂灵"、治疗消化性溃疡的"胃灵"、感冒药"芙朴感冒冲剂"，均为国内临床普遍应用的著名中成药。尤其对胃脘痛（慢性胃病）的治疗有其独到之处。他认为，胃脘痛虽然致病因素众多，然以饮食、情志为主要因素，其病机主要是脾不健运，胃气失和，在胃脘痛的治疗过程中，应先辨其虚实，虚证多因脾气虚弱所致，而实证多系胃气失和所为。先生认为，脾为湿土，喜燥恶湿，宜升则健，胃为燥土，喜润恶燥，宜降则和，脾为病，宜甘温升提，胃为病，宜甘润通降，因此，胃脘痛的治疗，应以运脾和胃为原则。先生还认为，在胃脘痛的治疗中，首先要缓解疼痛，以树立病人的信心。对于治疗妇女月经不调亦独树一帜。先生认为，妇女以血为本，在治疗妇科疾病中以养血为先，且妇科疾病多与肝肾虚亏、冲任失调有关，治疗时调养肝肾之中，宜加入固冲强任之品。先生曾经诊治过一崩漏（子宫功能性出血）女子，出血日久，漓淋不断，虽经西医止血药治疗，效果仍不明显。先生经辨证，予以清热凉血、益肾固冲之法，一日后出血渐少，三日后血止。后人于临床亦多次采用此法，疗效明显。先生生前曾发表多篇学术论文，主要有《中医中药治疗慢性肾小球肾炎 40 例疗效总结》《中医中药治疗消化性溃疡 47 例疗效总结》《中医中药治疗传染性肝炎经验体会》《黄连阿胶汤治疗子宫功能性出血》《桂枝加龙骨牡蛎汤的临床应用》《中医中药治疗慢性气管炎的体会》《中医药治疗痢疾的经验体会》等。20 世纪 80 年代后期，在先生亲自主持下，治疗胃脘痛、眩晕病的经验总结经有关专家鉴定，通过验证，获浙江省卫生厅科技成果奖。

其女吴赛娥承其业，为浙江省中医药学会门诊部中医消化内科、心血管内科专家。其在兰传人为吴恨非。

20. 王赞纶（1916—2013），兰溪中医专门学校正科毕业，张山雷弟子，黄店医院创始人。医德高尚，医术精湛，尤在胃病、肾炎、肺病、小儿麻疹方面屡有建树。整理收集编撰《一代名医张山雷专辑》一书，担任《张山雷医集》顾问。曾任兰溪县第七、第八届人大代表，兰溪市张山雷研究会顾问，兰溪市名中医馆名誉馆长。

21. 汪惟章（1917—1991），又名汪锦卿，乳名卸土，兰溪人。1938年2月至1939年在兰溪中医专门学校肄业，1939年2月至1940年1月在台州中医专门学校本科毕业，1940年2月至1940年7月在嵊县国医馆第二期训练班学习，1940年9月在兰溪和平路养砚巷开业，1952年3月加入兰溪解放路联合诊所，1953年进入兰溪中山路联合诊所，1956年合并为兰溪县联合医院，兼任该院副院长。曾历任浙江省政协委员，兰溪县第二至第六届人大代表，兰溪市第五至第六届人大常委会委员，兰溪市中医学会常务理事、副理事长，1963年被评为省著名中医师，1983年被评为省著名老中医，已入编《浙江当代中医名人志》。1985年退休。

他中医基础理论扎实，精通经络学说，擅长针灸。临床治疗、中药针灸、内服外治双管齐下，是兰溪中医院针灸科奠基人。《医宗金鉴》《针灸大成》等著作熟览于胸，并对新针疗法颇有研究，该疗法对治疗中风偏瘫、病毒性脑炎、小儿麻痹症、坐骨神经痛、颜面神经麻痹、慢性结肠炎、痿症等顽症疗效卓著。在本市及周边县市有很高的声誉，直到晚年退休在家，尚有不少病人慕名求治。先生在1962年9月期间曾任金华卫校、兰溪中医班兼职教师，讲习医学史、针灸学课程，并负责兰溪县联合医院学徒教学工作，热心于培养中医人才，为兰溪中医事业的发展作出一定贡献。曾任兰溪市政协主席、农工党主委、兰溪市中医院副院长。女儿汪祝平继其业，跟随他学习，成为兰溪市中医院针灸科主要骨干医师。

22. 徐振河（1918—1984），字浜，号渭渔，永昌街道朱村人，1931于年兰溪中医专门学校预科毕业。民国时期任诸葛短期小学校长并执教，传承父亲医术从医，擅长中医儿科。1951 年获省政府颁发的中医证书。1956 年任永昌联合诊所中医师，1958 年至 1980 年任汪高公社卫生院院长，能诵《伤寒论》三百九十八法、一百一十三方，通读《王氏医书》《女科缉要》等，尤对内科杂病认证求因治疗颇有心得，著有《遗隐》2 卷。

23. 叶建寅（1920—1985），字永春，诸葛万田行政村派堰头村人。叶氏乃中医世家，自明代嘉靖间以来，代代相传，名医辈出，传至叶建寅已是 11 代。人称"派堰头先生"。

幼得家传，天资敏悟。他 7 岁启蒙，自幼受到熏陶，读书以外便习医道。16 岁考入兰溪中医专门学校，得张山雷、吴荫堂先生心传，所学以温病（俗称伤寒）为主，旁及内、妇、儿科，在继承祖传治疗温病的经验中，总结出治疗急性流行病的有效方剂，偏重于辛凉、苦寒、凉泄、宣阴一类办法，治愈不少大症危症。学而所积，发而为文，有《千金方以萎蕤汤治风湿之症是否有利有弊》等十余篇医论载之校刊，文笔犀利，立论精到。日寇侵华，为避抽壮丁，逃至寿昌严州边境担任乡村教师，一边教书，一边行医。日寇投降，他回到兰溪正式挂牌开诊。

中华人民共和国成立后，先后在诸葛、永昌组织成立联合诊所。1955

年调至兰溪人民医院。当选为第一至第五届县人大代表（1954—1980）、第二至第五届（1959—1984）县政协委员，并担任第四至第六届（1960—1980）兰溪县人大常委会委员、县科协委员和县中医学会理事。1962 年至 1966 年还任教于兰溪市中医班，并为浙江省中医学院带教实习生。行医从教之余，还在各级医药学刊上发表数十篇论文，撰写了《黄醴泉医案选评》《温病条辨方剂歌括》等著作，整理了《叶宝珍先生医案》《吴荫堂先生医案》，为后世留下了一大批宝贵的中医实践经验和学术遗产。"三年困难时期"，人民营养不良，出现青紫浮肿，他断为"食乏民疲，病在脾肾"，分别以补中益气汤、参苓白术散、左右归饮治之，屡见其效。对抢救乙型脑炎病人，又制订出一系列协定处方，救活了不少危重病人。

叶建寅先生治疗乙型脑炎有独到之处，认为"乙脑"类似中医之"暑温"，只要辨证精确，银翘散、桑菊饮、三杏汤、藿朴夏苓之类皆是好药，不一定非要用"三宝"（紫雪散、至宝丹、牛黄丸）不可。因当时"三宝"药源紧张，价格昂贵，一般寻常百姓之家难以购觅负担，非到万不得已，不肯轻用。每年"乙脑"流行之际，先生往往以院为家，根据患儿病情，苦思冥想，在危急存亡之际，出奇制胜，屡起沉疴。如马涧郑某儿，患乙脑经先生治愈后绝无后遗症，长大后竟考上医学院校。

先生一生忙于中医事业，每日诊治上百人次，还要兼任金华卫校兰溪中医班课程，带教浙江中医学院实习生，为浙医大"西学中"提高班，金华地区、衢县等地"西学中"人员备课，撰写论文，提供医案。先生带教学生认真负责，每日诊毕，必让带教学生上交就诊记录，带回批阅，且引经据典，滔滔不绝，人人叹服。先生授课深入浅出，通俗易懂，诲人不倦，娓娓动听，声若洪钟，抑扬顿挫，学生受益匪浅。

"文革"初期，叶建寅下放到岩山区卫生院工作，听说"派堰头先生"叶医师来坐诊，当地农民纷纷前来，城区居民患了疑难杂症者，亦坐车专程赶来，先生行医 40 余年，经验丰富，治病不拘一格，屡起沉疴。在岩山区卫生院，他白天忙于看病，晚上还要辅导两个儿子学习《内经》《伤寒论》等中医名著。1962 年被评为浙江省首批名老中医。子敏瑞，孙叶航承其业。

24. 张献民（1929—2015），1963 年浙江医科大学函授毕业，家传医术第 14 代传人，人称"邵坞先生"，朱家乡卫生院创始人。擅长中医药治疗伤寒杂症、温热病及妇科、儿科疑难杂症。在兰溪周边有一定影响。长子建华承其业。

25. 范庆铨（1942—2002），厚仁镇里范村人，主任中医师。1959 年随父范正铎学医，1964 年 10 月中医学徒出师，1965 年到杭州卫校进修，经省卫生厅考试合格，获得浙江中医（药）毕业证书。曾任浙江省兰溪市中医院骨伤科主任、兰溪市中医学会常务理事。1989 年被授予兰溪市中医骨伤科专家称号；1993 年 10 月获准享受国务院政府特殊津贴；1998 年被评为浙江省名中医。

范庆铨专长为中医骨伤科，有丰富的临床经验，具有独特见解，在实践中总结出"推压旋转法""解脱法"等新的整骨手法。对经皮穿针、耗拔整复等固定骨折的方法做出进一步的探讨摸索，总结出一套行之有效的新技术、新方法，在兰溪和周边县市享有很高的声誉。先后在《中国医刊》《中医中药》《现代中医药》《浙江中医药大学学报》等医学刊物上发表《加味阳和汤治疗胸、腰椎伴截瘫 93 例》《推压旋转法治疗肱骨外髁翻转移位骨折（附 25 例报告）》《关节内型肱骨内上髁骨折的手法整复和治疗》等多篇论文。

他曾当选为中共金华市第二届人民代表大会代表，兰溪市第六、第八、第九届政协委员。

兰溪近代主要中医流派简介

1."前刘吴"医派：源于兰溪前刘村，世居吴姓，祖代业医。其形成可追溯至清嘉庆年间以吴士璋（1777—？）为代表的一批郎中。清咸丰年间，吴玉群在县城雀门巷创立"前刘吴"诊所，后经数代之艰辛，医派渐成。早期，以儿科及麻痘见长，其有"纸包厅"为佐证：清嘉庆年间，因村中建厅，吴士璋赴龙游樟树潭购树，恰逢树行老板的儿子感染天花，当地郎中已回天乏术，后经吴士璋诊察，并用祖传方药精心调理，得以妙手回春。老板为谢救命之恩，特派人到前刘村建成"景成堂"相赠。其后，吴玉辉携儿吴明珠在"前刘吴"诊所同室行医，名噪一时，清高官唐壬森及金华知府均有匾宝题赠。嗣后，有吴肇康精于儿科，兼通内妇两科；其子吴寿洪更发展，尤擅长内科疑难杂症，善用猛药、虫类药和民间草药，在肝脏脾胃和肿瘤的医治上造诣极深，手到病除，屡起沉疴而愈者遍及全国各地。求医者之众，门庭若市。吴寿洪堂弟吴寿松亦精于医。堂兄吴寿仁自中医专科学校毕业后，随父亦在"前刘吴"行医，其孙吴恨飞承祖业，并师从大家，对内科急症、杂病和温热病的诊疗及中医养生学的研究，历经创新，尤有建树。

2."上唐坞"医派：兰溪黄店镇上唐村唐氏中医世家传承祖业，擅长伤寒杂病，近代代表人物有唐萃锵、唐焘。

3."回回堂"医派：吴荫堂—吴士元—其女吴赛娥，其在兰传人吴恨非继承其业。

4."派堰头"医派：叶宝珍—子叶建寅、叶水清，叶永寿，孙叶德铭、叶敏瑞，重孙叶航承其业。

5."上房顶"外科医派：胡绍棠—女胡素娇承其业。胡素娇（1925—），乳名招弟，继承了祖传疡科的治疗特色，治疗骨疽、瘘管是其特长。常用自制"三品一条枪"屡起沉疴。并对单娥、双娥、喉痹等治疗颇多效验。尤其对重舌（舌下腺肿）手术加内服清咽利膈、通腑泄热之药颇有研究，治愈者很多。1962 年被评为省著名中医师。退休于原孟湖乡卫生院。

6."厚伦桥"女科医派：毛樟骏—毛庆熙—朱文仙、吴肖清承其业。

7."吴太仁"儿科医派：吴佩铃—子槐、寿棠，孙吴志成继其业—重孙吴育才承其业。

8."一元堂"外科医派：胡静斋—胡品瑜—胡春英、胡雪琴、胡昭林、王九如、史敏儿承其业。

9."横山"妇科医派：徐鸣皋—徐炳扬，孙徐锡旺为其传人。

10."深柳读书堂"和徐氏六代从医世家：永昌街道朱村以前有家"深柳读书堂"，主人是徐学海。徐学海：讳渡，榜名清，字流仙，又名柳轩，是清宣统年间最后一期会考的拔贡生，民国初年毕业于上海理科，后供职于军咨部测量学校，授陆军二等测量正加陆军中校军衔，著有《深柳读书堂杂著》若干卷，现存《柳轩诗词》200 余首和《香闺颐事诗》手抄本。在 20 多平方米的藏书馆里，古香古色的书架上陈列的全是书籍，彰显业主的身份与气质。这些分门别类的书籍有古旧文史、文物考古、小说、古医药、手抄著作、手抄诗词、现代医药杂志等，共 4 000 余册，其中清代医药书籍 1 500 册，现代医药书籍 1 000 册。许多医药书籍十分珍贵，诸如《医诸学讲义》《本草正义》《幼科学讲义》《女科辑要笺正》《中风斠诠》等医药书籍和 1937 年的《浙江兰溪中医专门学校学生自治会会刊》。

该户是远近闻名的六代乡医世家。第一代为徐就皋，第二代为徐樟福，第三代为徐如意，第四代为徐振河。第五代为徐庭杰（1945—），1962 年毕业于兰溪第一初中，师承父亲，学习祖传中医各科。自二十世纪六七十年代在村医疗站就医至今。第六代为徐国章（1978—），1997 年毕业于绍兴卫生学校中西医临床内科专业，先在兰溪溪西兰荫村创办个体门诊，后在溪西三江路开设"为民西医内科诊所"。女儿徐国蔓、徐国箐在永昌三院从事儿保妇科医师工作。

在从医生涯中，该户一直秉持"从医者必道德之先，医毋自欺，享其人意，医乃治人之仁术，当务之急治病，活病要有卓识，要有厚道，不为财经，不图贫贱富贵，只求良好的医德和精湛的医术"之学医训，遵循"行医就是救命"的祖上流传下来的教诲，于各个不同的时期，从事医术，治病救人。

第八章 医院中医普及与中医师介绍

中医药事业得到持续健康快速发展，中医资源配置显著改善。以市中医院为龙头，社区卫生服务中心（乡、镇卫生院）中医科为重要力量，社区卫生服务站（村卫生室）中医药服务和中医门诊部（诊所）为补充，集预防、治疗、康复、保健为一体的中医药服务体系基本形成。截至目前，兰溪市有中医医疗机构41个，其中中医医院5个，中医门诊部2个，中医诊所34个，中医"治未病"预防保健体系初步构建。形成了以市中医院为龙头，综合性医院中医科和乡镇卫生院、街道社区卫生中心中医门诊为网络，村卫生室为网底的发展格局，中医服务能力明显提升。2015年基层中医药总诊疗44.31万人次，同比增长了13.88%，其中中医药服务量占总服务量的比例为41.41%。"三名三进"工程进展顺利。实施中医药强市人才培训工程，通过开设"西学中"培训班和"中医适宜技术培训班"，全面提高了医务人员医疗服务水平。

兰溪市人民医院中医科室设置

兰溪人民医院前身是创立于1934年的兰溪县立医院。1949年5月8日，县民主政府接管县卫生院和所属清洁队。1950年，卫生院改称人民政府卫生院，主管全县卫生行政、医疗、防疫、妇幼卫生等全部卫生工作。1956年5月改称人民医院。1966年2月改称人民防治院。1971年8月恢复"人民医院"名称。

该院中医科从1957年由地方名医叶建寅坐诊组建，至今已有58年历史。目前设有中医内科、中医外科、中医儿科、中医妇科、中医骨伤科、中医推拿、中医肿瘤科等专业科室；腰腿痛、肿瘤、皮肤、肛肠等专科门诊，是浙江省为数极少的专业设置齐全的综合性医院中医科之一。中医科专业队伍强，技术力量雄厚，分科有高级医学专家坐门诊为病人服务。该科医师服务态度热情周到，具有良好的医德医风。

全科绝大多数医师毕业于正规专业中医院校。目前在岗的副主任职称以上的中医师有8人，主治医师7人，基层名中医培养对象1人，均具有丰富的临床经验和较高的学术水平，人才荟萃，技术力量雄厚。擅长运用传统的中医理论，结合现代的诊疗手段，对患者进行治疗、预防、康复和调理，既继承了历代医家的学术思想和医疗经验，又吸取了现代中医的新进展、新成就，以之运用于临床实践。为满足广大病员的需求，各科均开设专家门诊，由该科专家坐诊。依托医院综合实力，对各科多种常见病、疑难病的治疗有独到的经验和良好的疗效，历年来门诊量逐年上升。医院内设立专门的中医科室：

中医儿科。这是一个集中医、西医、中西医于一体的儿科诊室。在中西医结合治疗小儿呼吸系统疾病、消化性疾病方面开展了多项中医特色优势项目。运用中药汤剂内服与外用相结合的方法治疗小儿腺样体增生、鼻窦炎、过敏性鼻炎、湿疹等症，擅长治疗多种小儿急症，如高热惊厥、颜痛、哮喘、痛积、难治性肾炎、痘疹、胎黄、紫癜等。通过中医辨证论治与物理疗法相结合治疗小儿反复呼吸道感染、扁桃体炎、咳喘。同时，本院儿科运用中药穴位敷贴结合针刺四缝穴治疗小儿厌食症，采用特色指压法治疗婴儿吐乳症，通过中医辨证施治，治疗小儿抽动症、多动症、惊哭、夜啼、盗汗、自汗等症，均取得较好的效果。中医儿科结合中医理论，针对小儿偏寒、偏热、气虚、寒热错杂体质，进行个性化调整，让年轻的父母也能因时制宜、因人制宜、因地制宜地抚育自己的宝宝。 主要门诊医师有徐铁华、方翔、王倩芸等。

中医外科、肛肠科。在医疗实践中，注重发挥中医药特色，运用中医理论，结合现代医学的研究成果，治疗中医外科常见病、多发病、疑难杂症，其收治范围包括皮肤、疮疡、乳腺病、周围血管病及胶原系统疾病 5 大类，皮肤瘘管、窦道、难治性慢性溃疡、系统性红斑狼疮、硬皮病、皮肌炎、痈、骨髓炎、骨结核、慢性溃疡、无名肿毒、乳房疾病及各种顽固性皮肤病、内痔、外痔、混合痔、肛瘘、脱肛、顽固性湿疹等各种肛门疾病等均取得可喜疗效，并配有多种纯中药外用药广泛应用于临床。主要门诊医师有胡昭林等。

中医骨伤科。该科的特色是擅长保守治疗各种骨折、关节脱位，采用传统中医中药治疗各种颈肩腰腿痛、软组织损伤、关节损伤后遗症等。对骨折方面的治疗，该科有其独到之处，不打一根钉，不上一块钢板，采用传统的手法复位、小夹板外固定，临床效果良好。腰椎间盘突出症是一种常见病和多发病，该科利用牵引、推拿及中药内服配合中药外蒸等方法，使绝大多数患者告别了迁延难愈的腰腿痛之苦。擅长治疗老年性骨质疏松症、骨与关节退行性改变、风湿性关节炎、类风湿性关节炎、强直性脊柱炎、腰椎管狭窄症、腰椎间盘突出症、髋关节滑膜炎等。主要门诊医师有潘有熙、张贵有等。

中医妇科。中医妇科是我国医学的一个重要组成部分，有着悠久的历史。中医妇科结合现代医学的检查方法，针对妇科疾病的特点，采用辨证论治的方法，运用中医治疗各种妇科疾病。中医妇科有其独到的优势：讲求调理、根治、安全性等，疗效明显，根治之后不易复发。胎漏、滑脂（先兆流产、习惯性流产）、崩漏（功能性子宫出血）、月经不调、痛经、闭经、倒经、更年期综合征、带下病（急、慢性盆腔炎、附件炎）、妊娠恶阻（子宫肌瘤、卵巢囊肿）、胎位不正、产后恶露不清、陈旧性宫外孕、顽固性阴痒（外阴炎、阴道炎）、经前期综合征、乳腺小叶增生、产后病等疾病，经使用中医药治疗起到了很好的效果。中医妇科均为高级职称的资深医师，具有扎实的基础理论知识和丰富的临床诊治经验。对妇产科的常见病和疑难杂症的治疗均有满意的疗效。主要门诊医师有宁永滨、朱文仙（兼中医馆坐堂）等。

中医内科。中医内科立足于传统中医治疗特色，结合现代医学先进手段，开展对内科常见病、多发病以及各种疑难杂症的治疗和研究，技术力量雄厚，就医环境舒适，收费规范合理，并以良好的医德医风享誉院内外。科室除擅长诊治心血管系统疾病（如高血压、冠心病、风湿性心瓣膜病、心肌炎、心肌病、肺源性心脏病、心律失常、高血脂）、消化系统疾病（如消化道出血、消化性溃疡、反流性食管炎、急性出血性坏死性肠炎、肝硬化、脂肪肝、急慢性胆囊炎等）、呼吸系统疾病（如急、慢性支气管炎，肺气肿，肺炎，肺脓肿，胸腔积液，气胸等）、神经系统疾病（脑梗死、脑出血、短暂性脑缺血发作）以及内分泌系统（糖尿病及其各种并发症等）等常见病多发病外，对急危重症如急性心肌梗死、急性左心衰、严重心律失常、心房纤颤、重症胰腺炎、肝硬化大量腹水、消化道大出血、糖尿病酮症酸中毒、蛛网膜下腔出血、胆总管阻塞所致的黄疸等的抢救亦有良好的疗效。擅长治疗心悸、胸痹（冠心病）、哮喘、黄疸（急慢性肝炎、肝胆结石、胰腺炎）、水肿（肾炎、肾病综合征）、泌尿系统结石、溃疡病、慢性腹泻、糖尿病、中风、高血压、神经衰弱、老年病及各种出血性疾病等。中医门诊医师有胡国英、张丽萍等。

针灸推拿科。擅长治疗腰椎间盘突出症、颈椎病、肩周炎等。门诊医师有黄金波等。

中医肿瘤科。治疗各种良恶性肿瘤，特别是中晚期癌肿的对症治疗。门诊医师有陈倚天等。

应志华（1933—），浙江永康人，农工民主党成员，兰溪市人民医院医技支部主任，兰溪市张山雷中医学术研究所所长，浙江省中医管理局《张山雷医集》编委，主笔《中风徽诠》3卷12万字，现已由人民卫生出版社出版。从事中医工作30余年，坚持中西医结合研究与实践，学验俱丰，擅长内、妇、儿科，擅治疑难病。长期不懈地致力于中风病的研究、攻关。特别是研究我国清末民初近代名医张山雷有关中风病方面的经验论著，取得了丰硕的研究成果。他撰写的《论张山雷治疗脑血管病的经验》《治疗中风闭证切忌龙脑麝香之药》等多篇论文发表在《中国中医药报》等国家级医刊上，多次参加全国中风病学术经验交流大会，引起了医学界的关注。近年来收治的中风病患者万余例，观察显示有效率达91%。采用中西医结合的原则，对中风病的病理机制、发病规律、治疗原则、急性期与后遗症的处理等，总结出一套较为全面有效的治疗方法，解决了目前国际医学界难解决的桥脑梗塞、痰瘀内结等突出问题，将许多生命垂危的中风病患者从死亡线上挽救过来。多年来摘抄医学临床笔记达 400 万字，先后在国家级、省级医刊上发表学术论文 40 余篇，并多次获得省市优秀论文奖和科技成果奖。因其成绩突出，荣获"市科技先进工作者"称号，入选由中央国家机关精神文明建设办公室等主编的《当代中国精神》一年，1998 年获评"世界文化名人成就奖"。

兰溪市中医院简介

兰溪市中医院前身是创建于 1955 年 1 月的兰溪县中西医联合医院，已有 60 多年的历史，是一所集医疗、预防、教学、保健、康复、科研并重，以中医为特色的国家二级甲等中医医院。医院占地面积 20 000 平方米，建筑面积 33 000 平方米，其中业务用房 26 830 平方米。核定床位 350 张，开放床位 296 张（据《兰溪市中医院志》），设：内一、内二、内三、内四、外一、外二、骨一、骨二、血液净化中心、重症监护室（ICU）、手术室、麻醉科、病区药房、住院部收费处及两个配套科室。浙江中医药大学教学医院及浙江省科技惠民项目——"兰溪市三级康复服务体系建设及中医药技术示范"康复中心已落户该医院，今后总体床位将达 600 张，规模达到三级乙等医院标准。医院设一级临床科室 23 个，二级临床科室 22 个。

按规定完成住院医师规范化培训，通过了中医内科、中医外科、针灸科、中医骨伤科、中医全科 5 个中医住院医师规范化培训基地评审工作。至 2015 年 8 月底，医院正式在编职工有 527 人。医院有全国中医药学会肾脏病专业委员会委员 1 人，浙江省中医临床技术骨干 2 人，浙江省基层名中医 1 人，金华市名中医 6 人，金华市医界新秀 2 人，兰溪市第四、第五、第六、第七批专业技术拔尖人才 6 人。

医院拥有美国 GE 公司螺旋 CT、柯达公司 CR、彩超、进口全自动生化分析仪、全自动血球计数仪、大型麻醉呼吸机、进口 24 小时动态心电图、动态血压检测仪、酶标仪、血凝仪、进口胃镜和血液透析机等万元以上设备 200 余件。

兰溪市中医院坚持中医特色的办院方向，专科建设不断加强。肾内科列入省中医重点建设单位和全国农村医疗机构中医民族医特色专科建设单位；针灸推拿科列为全国农村医疗机构针灸理疗康复特色专科建设单位等。2010 年 11 月开设了兰溪名中医馆，集学术研究与中医药服务于一体，既是中医特色学术交流、研究基地，也是集中医药预防、保健、诊疗为一体的服务阵地。

2015 年 12 月 31 日，兰溪市中医院与兰江街道社区卫生服务中心、诸葛镇卫生院、黄店镇中心卫生院正式签约合作，成立中医院兰江、诸葛、黄店分院。这标志着兰溪首个"医联体"建立，城市优质医疗资源和医务人员进一步向基层下沉。

为响应深化医药卫生体制改革的号召，结合兰溪市中医药事业发展"十三五"规划的思路，中医院谋生存、促发展，在坚持发展中医药特色基础上，提高中医药服务能力，实现管理思路从"谋生计"向"润民生"转变。

医院将着力推广中医药智慧健康应用，健全中医医疗、中医康复、中医养生保健服务网络，建立医疗、保健、康复"三位一体"发展模式，实现联合体单位中医药服务能力全覆盖。进行优质服务培训，提升员工服务意识；以兰溪市中医院医联体为契机，打造就医新格局；加快省科技惠民计划项目工作，完成康复医学中心改造；进一步做强做大肾内科、针灸推拿康复科，加强与上级医院合作，发展特色专科，促进脊柱微创外科、泌尿外科、肛肠外科发展；加快医院信息系统改造。结合卫计系统信息化建设、三级康复服务网络平台建设、医联体建设工作，全面进行医院信息系统升级改造，实现预约诊疗、分级诊疗、双向转诊、远程会诊等应用；促进中医"治未病"科建设，实施"治未病"健康工程，不断提升养生保健、冬病夏治、中医保胎、中医护理、体质辨识、针灸推拿、中医膏方、慢病防治等中医特色健康管理理念；探索医养结合的就医新模式。积极与市民政局、市残联等部门沟通，争取政策支持；进一步强化党风廉政建设，推进落实党委主体责任、纪委监督责任各项任务。深入开展宗旨意识、职业道德和纪律法制教育，引导广大医务人员树立良好的医德医风。进一步重视中医药龙头单位，积极探索中医院的服务模式和发展模式，为中医院建设和中医学术发展贡献智慧和力量。改进作风、关注基层、服务基层、发现典型、总结经验、推出举措，有所作为、有所担当，打响品牌；进一步加强队伍建设，高度重视人才培养，在培养中使用，在使用中成才；创建以病人为中心的服务模式和运行机制，以改善病人就医感受，提高满意度为目标；建设医院文化，打造核心价值理念，营造良好的发展氛围等。

兰溪市中医院先后被国家和浙江省卫生厅评为"一级甲等中医医

院""二级甲等中医医院";被授予浙江省、兰溪市"文明中医院"称号;多次被省、地、市评为"先进集体""消费者信得过单位""价格信得过单位"。2010年12月被授予"浙江省平安医院"称号,2011年12月被浙江省卫生厅和浙江省环保局授予"浙江省绿色医院"称号,成为浙江中医药大学第一临床医学院、浙江省中医院协作医院、兰溪市肾病治疗中心、浙江中医药大学教学医院。

兰溪市中医院中医科室设置

一、针灸推拿康复科

针灸推拿康复科是中医院特色重点专科,在兰溪市及周边地区有较高的声誉。近年来,该科规模不断扩大,发展迅速。科室有较强的专业技术力量,整体诊疗环境和临床处理能力得到较大提升,满足了兰溪市人民群众的看病需求。2015年8月,科室有主任中医师1人,副主任中医师3人,主治中医师2人,住院中医师6人,康复治疗师1人。共计带教本科(大中专)实习生30人,进修生15人,住院医师规培生15人。在国家和省级医学杂志上发表论文20余篇。

学科带头人戴朝富为主任中医师、浙江省基层名中医、兰溪市第七批和第八批拔尖人才。科室设有中医康复门诊、针灸推拿门诊、针刀门诊、钩活术门诊。现科室开展各类针灸推拿康复专业技术服务项目——针刺、艾灸、拔罐、电针、梅花针、小针刀、钩活术、穴位埋线、穴位注射、穴位贴敷、耳穴贴敷、正骨推拿、牵引、康复评定、物理治疗、放血疗法、作业治疗等。拥有电针治疗仪 50 台、神灯治疗仪 50 台、多功能牵引床 4 台、颈椎牵引仪 4 台、PT 床 2 台、痉挛治疗仪 1 台、中频治疗仪 1 台、踝关节矫正器 1 台、手功能组合训练箱 1 台、电动站立床 1 台、美国进口吞咽治疗仪 1 台，以及其他一些康复训练器械。科室医疗技术力量、专业医疗设备、临床诊疗水平在兰溪市同行中处于领先水平。该科运用中医特色康复技术，开展中风单元疗法——运用中医针灸、中药、现代康复技术综合治疗中风偏瘫，提高临床治愈率，减少致残率。运用针灸、拔罐、特异针法治疗颈肩腰腿痛，用钩针治疗网球肘，用小针刀治疗各种慢性软组织损伤，用温针埋线治疗慢性肠胃病、肥胖病效果显著。近年来积极开展中医"治未病"工作，冬病夏治，扶正祛邪，提高人体免疫能力，调节人体亚健康状态。

针灸推拿科 2010 年 10 月确定为国家中医药管理局农村医疗机构针灸理疗康复特色专科，同时积极开展科研工作：钩针治疗网球肘课题荣获 2004 年度浙江省卫生厅中医药创新奖三等奖，获兰溪市科技进步奖二等奖；粗针神道穴平刺治疗面神经炎多中心研究荣获 2013 年度浙江省中医药科学技术奖二等奖。该科今后将根据兰溪市卫生局的统一规划，做大做强中医特色专科，培养青年中医药人才，开设中医康复病区，运用中医适宜技术为广大患者提供更优质的医疗服务。

2014 年 9 月，浙江省科技惠民项目建设及中医药技术示范项目落户兰溪，项目牵头单位为兰溪市卫生局，项目依托主要协作单位为浙江中医药大学、天津中医药大学附属第一医院、上海中医药大学附属岳阳中西医结合医院、北京中医医院、河北迁安市中医院，兰溪市中医院为主要承担单位，针灸推拿康复科为主要承担科室。

二、肾内科（肾脏病治疗中心）

兰溪市中医院肾内科（兰溪市肾脏病治疗中心），是国家中医药管理局公布的农村医疗机构中医特色专科建设单位、浙江省中医药重点专科、金华市第四批重点扶植发展学科。该科是医院重点建设专科、兰溪市肾脏病科研临床教学中心、兰溪市慈善机构指定的协作单位。该科初建于1998年11月，经过17年的努力，该科血透中心历经3次整体搬迁，几次扩容，发展到目前已成为金华地区规模较大的血液净化中心之一。

目前该科主要医护团队有：主任中医师1人，副主任医师4人，主治医师3人，住院医师2人；副主任护师5人，主管护师4人，护师6人，护士19人；血透中心专职工程技术人员1人。肾内科病房同时还开展中药内服、外洗、理疗、保留灌肠等中医药特色项目。科室在血液透析技术与并发症处置、血管通路建立和维护、腹膜透析技术与并发症处置等方面有较丰富的临床诊治经验，擅长应用中西医结合方法治疗各种肾脏疾病，如急慢性肾小球肾炎、肾病综合征、急慢性肾功能衰竭、急慢性肾盂肾炎、糖尿病肾病、高血压肾病，及其他自身免疫性疾病，如系统性红斑狼疮、干燥综合征、小血管炎等。肾内科计划发展成为一个集中西医结合治疗、血液净化、肾脏病理活检技术、肾病实验室为一体的基层肾脏病治疗和科研基地，以精湛的技术服务于广大患者。

三、骨伤科

骨伤科于1955年兰溪市中医院成立以来就已经创建。历史源远流长，在兰溪本市及周边地区享有盛誉。1962年，医院开展中医师带徒模式，当时招收学徒11人。1975年12月1日，开设骨伤科门诊，设在中山路门诊

2 楼内，当时由凌瑞棠负责。

1989 年，中医骨科由范庆铨带教，中医外科由胡品瑜带教。当时以服中药和手法整复为主。1989 年 11 月，病房大楼投入使用，设骨伤科病房，有 5 名骨伤科医生，门诊与住院医生实行轮换制，由凌瑞棠负责。

1997 年底，新门诊大楼投入使用，新增 3 个骨伤科门诊。2015 年 8 月，科室共有医护人员 16 人，其中高级职称 7 人，金华市名医 1 人，兰溪市名医 1 人。门诊设有：脑外科、脊柱外科、关节外科、创伤外科、关节病、运动医学科、手外科、疼痛专科。

目前拥有 C 型臂机 2 台、关节镜 1 台、手术显微镜 1 台、椎间孔镜 1 台，还有下肢压力泵、药物超声导入、红外线、微波治疗仪、CPM 机等多种治疗仪器。科室开设 2 个病区，开放床位 84 张。

脑外科开展了脑中风的手术治疗、脑外伤的救治、颅骨修补术、人脑膜瘤切除术。其中微创钻孔引流治疗中风脑溢血获兰溪市"金桥工程"二等奖。

手外科开展了断指再植及皮瓣修复、足部畸形的修复矫形等手术。

创伤外科发扬传统的中医中药特色，运用手法整复小夹板固定治疗骨折、脱位，中药治疗各种骨折及疼痛效果明显，开展了髋臼骨折的内固定、肩胛骨骨折和骨盆骨折的手术治疗以及各种复杂高难度手术，在本市及兰溪周边地区享有较高声誉，并且在骨髓炎及各种疑难的骨病治疗方面积累了丰富的经验。

脊柱外科开展了颈椎病的手术治疗、脊柱骨折的手术治疗、腰椎间盘突出的手术治疗、腰椎滑移的手术治疗及脊柱结核的病灶清除加前路融合术。特别是脊柱的微创治疗，利用椎间盘镜、椎间孔镜下行腰椎间盘突出髓核摘除术及腰椎管狭窄的减压治疗，大大地减少了手术创伤，减低了手术费用，缩短了住院时间。在本市首先开展了腰椎间盘突出症的椎间盘镜及椎间孔镜手术，在兰溪享有一定的声誉。中药独活寄生汤配合骶管注药治疗腰椎间盘突出症获兰溪市"金桥工程"三等奖。

关节外科在金华首先开展了全肩关节置换术，目前开展了全髋、全膝及桡骨小头置换术，创伤性踝关节炎的关节融合术，股骨头二期坏死的带腓骨及血管植入术关节镜下开展了膝关节的韧带重建术及肩关节的肩袖损伤修补术、膝关节炎的镜下清理关节探查术。

四、中医内科

中医内科是医院主导科室。1955 年，联合医院期间设有中医内科门诊。1959 年并入县人民医院，当时有 13 名中医师。

1997 年，医院门诊大楼投入使用，门诊中医内科增加 4 个诊疗科室。2000 年，由于中医内科医生大部分评上高级职称，医院将中医内科改称为中医专家门诊。设有肝病、中西医结合肾病、中医妇科、胃病、糖尿病、高血压等中医专科。业务范围：突出中医特色，辨证论治，治疗内科常见病、多发病和各种疑难杂症，对高血压、脾胃病、肝胆病、男性病、糖尿病、冠心病、慢性支气管炎、肿瘤、结石、风湿等慢性疾病尤为擅长。随着医院的发展，现在科室有中高级职称中医 18 人，浙江著名中医 3 人，金华市名中医 6 人，兰溪市名中医 2 人。其中主任中医师是叶敏瑞、俞大毛、叶可夫、吴建新，副主任医师是汪定华、颜永潮、徐士林。除了吴建新外，其他 6 位均为退休返聘者。

五、中医外科

1955年，在联合医院时期就设有中医外科。当时开展的中医外科含痔疮、皮肤科、疮疡、乳房病、瘿、瘤、癌、肛门直肠疾病、下肢溃疡等外科性疾病。用散、剂、膏、丹、红纸膏药、药粉、中医线等传统秘方、手法进行诊治。1955年至1976年间中医外科采用师带徒模式，共分三期招收中医外科学徒5人，均由胡品瑜带教。目前，中医外科有医生1人。

六、家庭病床科

1985年5月开设家庭病床服务项目，将服务延伸到老百姓家庭。1988年初，由汪定华、颜永潮等筹备家庭病床科。同年3月1日，正式开展家庭病床科业务。共有医生8人、护士5人，深入社会、服务社会、进入家庭，颜永潮任科长。主要是对患有老年人多发病、常见病、肿瘤、中风等不可能长期住院治疗的病人进行诊治，开设100多张病床。2005年撤销家庭病床。

七、中医妇科

先后由王宝娣、鲍兰频担任门诊主任，至2005年8月，妇科门诊医生共有4人。门诊开展业务范围主要包括中西医结合治疗月经失调、先兆流产、多囊卵巢综合征、功能失调性子宫出血、围绝经期综合征、子宫肌瘤、卵巢囊肿、妇科炎症、不孕不育症等，尤其是中药灌肠治疗慢性盆腔炎，疗效显著。

八、中医肿瘤科

1993年开始筹备肿瘤病区，方秀兰任组长。1994年选派方秀兰赴上海中山医院、上海龙华医院各进修半年；选派吴建新赴浙江省中医院肿瘤科进修一年；选派王敏华赴浙江省肿瘤医院进修一年（于1997年3月调出）。

于 1995 年正式开设中药肿瘤科门诊，并设肿瘤床位 6 张。开展以中药内服为主，结合静脉化疗、中药灌肠、外敷等方法治疗各种恶性肿瘤，开展中西医结合诊治。注重中药辨证与西医辨病结合，主张扶正与驱邪并重，尤擅长恶性肿瘤术后防化疗后的中医维持治疗和各种中晚期肿瘤的中医治疗，能明显降低肿瘤术后复发率，减轻防化疗的毒副反应，改善患者的生存质量，延长患者总生存期，疗效显著，赢得广大患者的好评，病人遍及兰溪城乡及金华、宁波、衢州、杭州、温岭等周边县市和江西等地，得到省内外同行肯定，知名度高，享有盛誉。

兰溪市中医院拥有一批学科带头人，如：

1. 孙里杨。兰溪市中医院党委书记、院长，是第二十届中国科协年会代表。"70 后"的孙里杨院长，是兰溪市中医院神经外科的带头人，省中西医结合学会神经外科专业委员会委员、省中医药学会医院管委会委员，2016 年被推选为金华市"十佳科普人"，并当选为金华市"最美科普人"，2017 年被授予"兰溪市劳模"和"兰溪市金牌健康讲师"称号。

2. 姜黎平。金华名中医、兰溪中医院名誉院长、主任中医师、中国中医药学会内科肾病专业委员会委员。兰溪市专业技术拔尖人才、肾脏病学科带头人，从事内科临床工作 30 余年。对肾内科常见病、多发病的诊治有一定的经验，擅长急慢性肾炎、尿毒症等疾病的中医中药诊治。

3. 赵根炎。副主任中医师，从事中医工作 50 多年，擅长治疗中医内科杂症，中医妇科经、带、胎、产各种疾病；运用中医基础理论对妇女更年期综合征和亚健康人群进行调理性治疗，使其阴阳平衡、气血调和、脏腑功能协调，以达到有病早治、无病早防的目的。赵根炎是张山雷再传弟子，传承着一代名医悬壶济世的精神。曾任兰溪市中医院副院长、兰溪市第二医院副院长、《北京中医》杂志编委会特约编委、《中国行为科学杂志》特邀编委。1962 年开始对张山雷著作进行收集、整理、研究，收益较多。向张山雷纪念馆捐赠由张山雷先生编撰的医书，其中就包括《古今医案平议》。在上下两册的书中，详细记载了张山雷所写的《湿温病古今医案平议》。

4. 徐士林。浙江省兰溪市人。毕业于浙江省卫生学校，现任兰溪市中医院中西医结合内科副主任医师。1959 年开始从事临床医疗工作，努力探索中西医结合医疗技术，深受广大群众的信赖和尊敬，被誉为"徐半仙"。历年来均被评为市级先进工作者，曾先后当选为兰溪市第八届人大代表、金华市第二届人大代表。直接参与"齇鼻灵冷霜"的研制工作，1995 年 5 月获联合国 TIPS 中国国家分部授予的"发明创新科技之星奖"，同年被评为兰溪市优秀医务工作者，1996 年又被评为金华市优秀医务工作者。在国家级医药刊物上发表论文多篇，其中《中西医结合治疗病毒性心肌炎 138 例》被《河南中医》杂志刊登，并获兰溪市科研成果三等奖。1999 年被收入中国中医药出版社出版的《中国康复医学研究》一书，同时获评优秀论文。

5. 叶可夫。主任中医师，主治中医内科，兰溪市第十届、第十一届政协委员。通晓内外科，擅长对各种急慢性咳嗽、肝病、肾病、糖尿病、胃病及肿瘤中草药康复的诊治。对高血压眩晕、中风及后遗症、冠心病、腰突（腰腿痛）、风湿性关节炎、不孕症等多种疑难病症研究深入。

兰溪名中医馆简介

2010年12月13日，集中医药文化和古香古色装饰为一体的兰溪名中医馆在兰溪市中医院正式挂牌营业。当天坐诊的专家除该院的一批有一技之长中医药方面的资深专家外，还有来自该市其他医疗单位的专家。

兰溪名中医馆是该院为了传承中医药文化，弘扬中医特色，树立中医品牌，不断满足人民群众健康需求打造的又一服务平台，大堂、诊室设计古朴大方，中医药文化氛围浓厚。名中医馆以治疗心脑血管疾病、高血压、糖尿病、骨伤、类风湿性关节炎、肿瘤、颈肩腰腿痛、呼吸系统疾病、消化系统疾病、小儿科、妇科疾病为主，以各种疑难病、慢性病的中医治疗为特色。同时，名中医馆荟萃了特色中医，融传统中医药文化与现代管理于一体，弘扬"同修仁德，济世养生"之古训，定期邀请上级医院中医药专家和社会上其他有名望的老专家坐诊。该院发展的目标是要把名中医馆打造成该市乃至周边毗邻县市的中医药服务中心，进一步扩大规模，培养中医药人才，为人民群众的身体健康服务，并积极开展兰溪中医中药历史的研究，以进一步充实中华民族中医文化宝库。

平时参与门诊的大多是中医界的佼佼者，有着几十年的临床经验，各有专长。有俞大毛、叶可夫、方秀兰、叶敏瑞、朱文仙、吴建新、叶峰、程良骏、汪定华、马影军、金大荣、李志正、严以功、吴恨非、胡洪普、苑淑肖、胡福星、章进、颜永潮、何俊、朱恒根、郑丽娟、凌瑞棠、邵志锋、章顺法、唐介农、蒋福海、赵惠娥等。

兰溪名中医馆门联：

何妨架上药生尘，但愿世间人无病；

借他万元九州乐，救我呻吟痛苦人。

国药大药房门联：

扪心无愧真良药，国药养神保健康；

灵丹普济传千载，妙药广施乐万家。

官燕虫草雪蛤鹿茸，野山高丽东西洋参。

修合虽无人见，存心自有天见。

兰溪市中医院黄店分院

兰溪市黄店镇中心卫生院，又称兰溪市中医院黄店分院，是一所集中医、西医、中西医结合、以中医为主体的乡镇级医院。主要设立中医骨伤科、针灸推拿科、中医妇儿科、针灸理疗科、中医康复科等，有5个中医内科科室，配备有中药房和煎药室。医资力量充足，且有地方特色，中医骨伤科和内科都是强项。

该院主要医师有：唐建农、唐土芳、唐英、范建琼、章文捷等。

兰溪市第二医院

1958年8月由群力、官桥（部分）、大众、同鸣、益民5个联合诊所组成，称"城关镇人民医院"，院址在胜利路 16 号。1958 年 12 月改为镇人民公社医院。1959 年 6 月，溪西、应家、水阁 3 所医院并入，设为分院。1962 年改称镇医院。1976 年新建 4 层门诊大楼。1985 年有正式职工 69 人，其中卫生技术人员 59 人。设有门诊部、住院部。中医骨伤科是该院的特长，重点使用劳文斌的传统中医骨伤科技术，颇有名气。

陈树成：主治医师，兰溪市中医学会理事，原兰溪市第二医院业务副院长，从事中医临床工作 40 余年，中西医全科。擅长治疗眩晕、胃病、肝胆病、自汗、盗汗、咳嗽、失眠、慢性结肠炎、老年性便秘、皮肤病、妇科病等。

兰溪市妇幼保健院

1953 年 3 月 7 日建立，院址在工农路 69 号。1957 年 7 月并入人民医院，1978 年 5 月恢复县妇幼保健所，院址在郭宅巷 23 号。设有床位 12 张，卫生技术员 10 人，为全市妇幼保健、计划生育技术指导中心。1995 年，市妇幼保健所升格为市妇女儿童保健院，并迁至三江路 139 号。市妇幼保健院是一家以妇产科、儿科为专科特色，集医疗、保健、预防为一体的医疗保健机构，是全市妇幼卫生工作的业务技术指导中心。医疗开设妇产科、儿科、妇女保健科、儿童保健科、中医科诊疗。2005 年底，有职工 102 人，其中卫生技术人员 85 人。

主要挂牌医师有吴肖清、吴肖春、苑淑肖、董小燕等。

兰溪市皮肤病防治中心

前身是 1970 年建立的县麻风病防治站，站址在溪西乡排岭，并在白露山侧设康复村。1978 年 5 月改称皮肤病防治站，站址在新影路 26 号。新建房屋面积 800 平方米，增设门诊部，成为市皮肤病防治中心。现有卫生专业技术人员 27 人，包含金华名医、省专家组专家、市专业技术拔尖人才等具有较高水平的学科带头人。能用中西医结合方法治疗过敏性紫癜肾、天疱疮等疑难疾病。

章旭艳：副主任中医师，擅长中医皮肤病诊疗。

兰溪市医学科学研究所

前身是科技情报组，于 1973 年成立。1989 年 4 月更名为"兰溪市医学科学研究所"，由省科委、省编委、省财政厅发给资格证书，是市医学会、中医学会、护理学会、卫生系统思想政治工作研究会、农村卫生协会 5 个学会的挂靠单位。其主要职责和任务是承担全市医药卫生科研管理、负责课题申报、组织专家评审、科技成果的转化和推广。开展学术讲座、科技咨询、科普宣传、论文评选、组织卫生下乡以及在职卫技人员的继续医学教育等工作。有职工 18 人，其中高级职称 1 人，中级职称 8 人。门诊用房 237 平方米。设有中医内科、妇科、骨伤科、中西药房。门诊部下设桃花坞社区、兰荫社区的卫生服务站，负责社区卫生医疗保健服务工作。从 1989 年 4 月以来，医科所共获市科技进步奖项目共 11 个，其中《张山雷学术思想和经验专辑》

获金华市科技进步二等奖和 1990 年度浙江省医学科技进步奖二等奖。

兰溪市红十字会医院

红十字会医院是一所非营利性的医保定点医疗机构，是一所集兰溪市红十字会医院、兰江街道社区卫生服务中心、兰溪市肛肠病诊疗中心、浙江大学公共卫生学院慢性病研究所兰溪基地、浙江大学公共卫生学院慢性病研究所唐仲英基地于一体的综合医院。设有内科、外科、肛肠科、妇产科、儿科、骨伤科、预防保健科、中医科、口腔科、麻醉科、医学检验科、医学影像科等科室。医院以"大专科、小综合"为办院宗旨，大力发展特色专科，硕果累累。肛肠科已经被兰溪市卫生局确定为兰溪市肛肠病诊疗中心，每月 15 日有浙一医院、邵逸夫医院或杭州市第三人民医院肛肠病专家坐诊，副院长兼肛肠科主任郑卫方所主持的无痛肠镜和吻合器痔切除术，经邵逸夫医院院长何超等肛肠病专家鉴定达到国内先进水平、省内领先水平，并分别荣获 2005 年度和 2006 年度兰溪市科技进步二等奖。

妇产科是龙头科室之一，有着 30 年的悠久历史，经过几代人的努力，已发展成为具有较强实力的专科，在兰溪市广大产妇和妇产科患者中有良好的口碑。科室拥有先进的彩色多普勒阴道探头、胎儿监护仪等先进设备，开展无痛分娩和无痛人流、宫颈癌脱落细胞筛查等项目，在妇产科疑难危重病例诊治工作中有突破性进展。具有环境舒适的妇产科病房，提供免费接送出入院患者、免费为孕产妇及家属提供育婴常识、开办孕妇学校等一系列服务。

中医科由具有高级职称的胡福星老中医主诊，胡老从医 30 余年，精通四大经典，擅长以中医中药治疗各种疑难杂症。主要中医科人员有郑卫芳、卢中华、叶峰等。

乡镇街道中心卫生院的中医普及

1952 年，各地个体医生集资办医，陆续成立厚仁、香溪、水亭、洲上、宋联、游埠、黄家、下王、珠带式、灵洞、杨塘、诸葛、永昌、中吴、板桥、芝堰、柏社、水阁殿、三字桥、石龙头、女埠、殿口、上方顶、上石桥、三港、太平、岩头、施村、水阁、孟湖、大塘、路口、瓦灶头、和平、桥下河、石渠、吴村、蜀山、石埠、白沙、墩头、溪口、甘溪、双牌、长陵、金湖、上华、青珠山 48 个联合诊所，医务人员共 234 人。另由下王、游埠、水亭、珠带式、太平联合组成游埠中心联合诊所。1958 年 7 月以人民公社管理区为单位设立分院，国家收编联合诊所人员为正式职工。1958 年成立高潮、下新屋、溪西、岩山联合诊所，医务人员 15 人。1960 年对全县各公社医疗卫生机构进行整顿，以集体所有制人员为主体成立公社卫生院。是年 12 月增加永昌、诸葛、渡渎、山后塘联合诊所，医务人员 18 人。

1983 年政社分开，公社卫生院改称乡（镇）卫生院。至 1985 年底，全市共有 44 所乡（镇）卫生院，房屋面积 23 998 平方米，设置病床 174 张，正式职工 332 人，其中卫生技术人员 320 人。一般常见疾病均能治疗。1985 年，全年门诊诊疗共 386 192 人次，出院病人 4 257 人。

1992—2004 年，原乡（镇）卫生院相继做了不同形式的改革和调整。

到 2005 年，全市共有镇、乡、街道级卫生院 15 家。2004 年最后一次区域调整后，16 个乡镇街道都重新规划，特别是中医中药这一块也同时加以巩固和发展，中医中药在城市和农村得以全面普及。至 2018 年底，这 16 家乡镇街道中心卫生院分别是兰江、永昌、女埠、赤溪、云山 5 个街道，游埠、梅江、横溪、马涧、香溪、诸葛、黄店、上华 8 个镇，柏社、灵洞、水亭 3 个乡的中心卫生院或社区卫生服务中心，性质上都属于全民或集体，都建立了中医馆部分，有专门的中医内科、骨伤科、康复科（包括针灸、推拿、刮痧、拔罐等项目），并且根据原来各自中医医疗的力量，重点突出各自的特色。

女埠镇中心卫生院专门设有中医区域及中医康复区域，为广大居民提供针灸、推拿、拔罐、刮痧、穴位贴敷、康复等中医服务，对腰椎间盘突出、颈椎病、肩周炎等都有丰富的治疗经验；"三伏贴"对于各种病症的辅助治疗疗效显著。

兰溪市云山街道社区卫生服务中心设置中医内科、骨伤科及全科。重用周锦芳、汪建敏、王春良、金晓铭 4 位临床经验丰富的名中医坐诊。其中，周锦芳是副主任中医师，本科学历，有近 30 年的临床治疗工作经验，曾在金华市中心医院进修学习。擅长骨伤科疾病及基层常见的高血压、糖尿病等慢性病的诊治和管理。熟练开展四肢骨折、脱位，颈椎病、腰椎病、腰椎间盘突出、骨关节损伤、骨质疏松、痛风等疾病的中西医结合治疗。曾经开展《健康大讲坛》9 期，内容涉及高血压、冠心病、糖尿病、骨质疏松、现场心肺复苏急救等，足迹遍布农村文化礼堂、社区文化活动中心、学校、企业等。管理的家庭医生签约服务团队被提名为"市级明星服务团队"。汪建敏是祖传中医师，从事中医临床工作近 40 年，曾在浙江省中医院进修。

擅长中医内科、外科、中医妇科。王春良是主治中医师，毕业于浙江中医药大学中医专业，从事临床工作 30 余年。擅长脾胃病、风湿病、痛风、中医妇科、糖尿病、中风后遗症、心血管疾病、肾结石、前列腺疾病等的治疗。金晓铭是主治中医师，毕业于浙江中医学院针推专业，从事临床工作 20 余年。擅长针刺治疗颈椎、肩、腰背痛及各种疼痛。

诸葛镇中心卫生院是中医院下属的中医分院之一，主任中医师叶敏瑞和潘庆兵定期来该院坐诊。该院设置了中医内科、骨伤科、小儿推拿科及针灸科。骨伤科由主治中医师、浙江中医药大学中医专业毕业的诸葛剑雄坐诊，从事临床工作已经 20 多年。小儿推拿科和针灸科则由执业医师、毕业于温州医学院临床医学专业的吴善成坐诊。

游埠居兰溪的西大门，卫生院在原来的基础上，扩大再投资。在中医药方面，根据本地特色，分别设立了中医内科、中西医结合科和传统骨科，将原来设置在供销社的中药房建在了本医院，极大地方便了病人。

水亭畲族乡除了有一家私人诊所——吴明仁骨伤科诊所提供跌打损伤、腰肌劳损、腰腿疼痛、针灸推拿、风湿病等治疗外，乡卫生院还配置了两个中医内科室及其康复科。医院将中医诊室、治疗室、中药房等中医药科室集中设置，形成相对独立的中医药特色诊疗区域，便于群众接受中医药服务，集中开展基本医疗、预防保健、养生康复等一体化中医药服务，同时向群众宣传中医养生保健知识。中医馆配置了中医诊疗设施，提供了中医药技术服务，重点加强了一般针法、灸法、推拿、刮痧、拔罐、熏洗的开展与规范化操作。该乡卫生院 2013 年被评为浙江省规范化社区卫生服务中心，2014 年通过了浙江省乡镇卫生等级评估，被评为省一级乙等卫生院。卫生院建筑面积 4 468 平方米，是一所政府办非营利性医疗机构，是兰溪市城镇职工、居民基本医疗保险定点医疗单位。

赤溪街道人口少，面积小，规模医院多，除了街道卫生服务中心外，还有私人办的兰溪杨塘华峰中医门诊部（兰溪华峰医院），设置中医骨伤科、中医肛肠科、中医内科、中医房。院长汤国华医师运用祖传秘方接骨疗伤，专治颈椎病、肩周炎、腰椎间盘突出、关节炎、风湿性疼痛、痛风等，在地方上有一定的知名度。其子汤培金虽然是执业中医师，但从事中医工作40 多年。擅长传统接骨，专治颈椎病、腰椎间盘突出、强直性脊柱炎、股骨头坏死（早期）、类风湿性关节炎等。另一家是兰溪华盛医院，为私人医院，设置在原街道卫生院，也设置有中医内科、中药房及西医等中西医科别，与街道卫生服务中心形成"三驾马车"。但服务中心仍然按照上级要求，设立了中医内科、中医骨伤科、中医康复科、中药房。

地处偏远山区的柏社乡卫生院设立中医馆，内设中医科、理疗科、中医康复科、中医管理科。还设立浙医二院兰溪分院及专家门诊。聘请 2002年本科毕业于浙江中医学院中西医结合专业，擅长治疗肾内科、各种肝病的二院副主任医师叶承良来院坐堂门诊。

马涧镇中心医院除设立中医科、骨科、伤科外，还建立了马涧康复治疗中心、残疾人康复站，并专门建造了一栋漂亮的中医康复楼。

梅江镇中心卫生院则设立外科疼痛科、康复治疗室、骨伤科、妇科、内科等中医科室，该院有传统中医骨伤科医师、工作 20 余年的主治医师周樟通；中医师、全科医师、毕业于浙江中医学院、擅长骨折脱位的手法复位、从事中医康复治疗 20 余年的周玥；从事中医工作 30 余年，擅长治疗妇科病、胃肠病、皮肤病和预防心血管病的祝群浩；浙江省中医协会会员、临床工作 50 余年的资深中医师、擅长诊疗妇科及心血管病的蒋麒麟等医师。医院除了重用这些本地力量外，还邀请兰溪市中医院的戴朝富、林兵宾、盛培新、俞建辉、邸昌民、鲍建飞 6 位中医科专家充实各科，协助开展中医门诊。

横溪镇中心卫生院设立针灸理疗科、康复科、中医骨伤科、中医内科、中药房。

兰江街道厚仁社区卫生院则由姜黎平挂牌，这位在基层一线工作多年的名老中医药专家，建立了传承工作室厚仁站，成为兰溪市中医药以老带新基地。

永昌街道集镇原来有陈永良、叶锡其、吴林景三家挂牌中医骨伤科诊所，但社区卫生服务中心仍然设立了中医内科、中医预防保健科、中医妇科、中医骨伤科、中医儿科及康复科。妇科有执业中医师毛晓糯、主治中医师毛蓉，儿科有祖传医师吴育才，中医骨伤科及康复科有主治医师姚荣彬、主治中医师汤立军，中医内科有主治中医师徐建峰。特设康复楼，开展中医针灸、推拿、拔火罐、督脉熏蒸业务。

香溪镇中心卫生院建立的中医馆医资力量较为雄厚，共设立了中医骨伤科、中医妇科、中医儿科、针灸理疗科、中医内科。现有中医人员唐淑峰、章美仙、翁树忠、倪庆明、缪超坐持门诊。唐淑峰是主治中医师（全科医师），毕业于浙江中医药大学，本科学历。曾在天津爱民减肥医院进修学习针灸减肥，对各种疼痛、肥胖症、中风后遗症、颈椎病、腰椎间盘突出症、腰腿关节疼痛、中医康复保健等有着独特的见解。章美仙是主治中医师（全科医生），毕业于浙江中医药大学，本科学历。出身于中医世家，系兰溪名中医章济平先生之孙女，章耀鹏先生之女。从医30余年，采用中西医结合的方法，继承与发扬了家传中医儿科（疳积、厌食、咳嗽）、中医疡科（痈、疽、瘰疬、皮肤病）等病症的诊疗技术。擅长中医养生调理，对治疗失眠、眩晕、脾胃疾病、带状疱疹、乳腺疾病有丰富的临床经验。翁树忠是执业助理中医师，出身于中医世家，在多家中医刊物上发表学术论文。特别擅长中医妇科疾病（不孕不育、经、带、胎、产等）的治疗，对胃肠疾病、尿路结石、乙肝、血小板减少症、心悸、中风及癌症康复等有丰富的中医治疗临床经验。倪庆明是主治医师，毕业于金华职业技术学院医学院临床医学专业，从事临床工作20余年。曾先后在兰溪市中医院、金华中心医院骨科进修。熟练掌握临床四肢骨折的手术及手法复位固定，擅长肩关节、肘关节脱位的整复以及各种疼痛的治疗。缪超是执业医师，本科学历、全科医师临床专业，毕业后投入临床工作。擅长常见病及多发病的诊治，多次赴上级医院进修，研习针刀手法等技术，尤其对各类骨折、肩颈腰腿痛、周围神经卡压等疾病有丰富的临床经验。

上华街道社区卫生服务中心设置中医内科、中医骨伤科及康复针灸科。重用周淑平和陆雄海两位中医专业医师坐诊。周淑平是主治医师，毕业于浙江中医学院，师从浙江省中医院针灸专家张舒雁老师，从事门诊30余年，擅长腰椎间盘突出、颈椎病、针灸减肥。陆雄海是主治中医师，毕业于浙江中医学院骨伤专业、温州医学院临床医学专业。曾在金华市中心医院骨科进修，临床工作20余年。擅长创伤骨折、脱位手法治疗，颈椎病、腰椎间盘突出症的中医治疗，四肢骨折手术治疗及钢板内固定拆除手术。

第九章　社会创办医疗机构

兰溪邵小伟中医院

兰溪邵小伟中医院是一所以中医为主，中西医结合的综合性、现代化，具有专科特色的国家一级中医医院，是一所非营利性的医疗机构，是兰溪市城镇医保、农村医保、工伤和特殊病种定点单位。

医院现有职工35人，其中，副高职称3人，中级职称7人，卫技人员25人；拥有全自动生化分析仪、凝血分析仪、血球自动分析仪、尿液分析仪、全自动心电图机、吸痰机、心电监护仪、全自动电动起立床、空气波治疗仪、四维彩超、日本佳能数字化放射摄影成像系统（简称DR）等大型医疗设备。临床科室有：急诊科、中医内科、西医内科、中西医结合科、康复医学科、针灸科、推拿科、口腔科、医学检验科、医学影像科。

医院开设了综合康复病区（康复楼），以中风风湿康复、骨伤康复、内科病、老年病康复为特色。中风康复采用中医针灸（醒脑开窍）、推拿、中药（中风1号、2号）、现代康复、空气波、超声透入、穴位贴敷、电疗红外线、中低频理疗"九联"综合治疗，疗效好，后遗症少，在省内外享有盛誉。医院有资深康复医师及治疗师7名，拥有脑循环治疗仪、美国进口吞咽治疗仪、进口全自动起立床、空气波治疗仪、超声透入治疗仪、上下肢主被动训练仪等先进康复设备，有副主任、主治、医师三级康复团队，以徒手个体化康复训练为特色。在中风康复、颈腰腿痛、"三高"症及口腔疾病方面的治疗处于全市领先水平。

"视患如亲，精益求精"是该院的办院宗旨；"文明规范，低价便捷"是该院的服务追求；"不求全，但求专、更求精"是该院的发展方向。

邵小伟个人简介

邵小伟，兰溪市游埠镇人，原兰溪市中医院门诊部主任、中风风湿专科主任、家床康复科主任，副主任医师、中国针灸学会及中国中西医结合学会会员，现任兰溪邵小伟中医院院长。1988 年毕业于浙江中医学院针灸推拿系，大学本科、学士学位。1996 年参加全国中风医疗中心培训班学习，1997 年参加浙江省中医急诊协作组对中风病进行单病种观察研究，并参与拟定了中风 1 号、2 号方药，疗效显著。2000 年在天津中医学院附一院暨国际康复中心深造，师从中国工程院院士、全国著名中风专家、针灸学家石学敏教授。2007 年获全科医师合格证，获评兰溪市"十佳青年""兰溪好人"称号。有《醒脑开窍针刺法结合康复训练治疗中风偏瘫 80 例》等10 多篇论文在省级、国家级杂志上发表，著作一部。有两篇论文在国际学术会议上交流。从医近 30 年，治愈中风病人近万例，临床经验丰富，病人遍及兰溪市各乡镇及周边省市。

擅长治疗：中风、面瘫、头痛、截瘫、小儿脑瘫、眩晕症、耳鸣、失眠；颈椎病、腰椎间盘突出、骨质增生、肩周炎、网球肘；风湿病、类风湿、痛风、陈伤、强直性脊柱炎；高血压、高血脂、高血糖、胃肠病、内科疑难病、针灸减肥；痤疮、湿疹、月经不调、乳腺结节、肿瘤术后康复等。

治疗方式主要有：中医中药，中西结合；针灸推拿，理疗牵引；整脊复位，针刀剥离；康复训练，穴位贴敷等。

兰溪爱荣中医院

兰溪爱荣中医院是一所以中医为主，中西医结合的综合性、现代化，具有专科特色的国家一级中医医院，是一所非营利性的医疗机构。位于330国道旁距永昌街道4公里处，兰溪至诸葛公交直达，交通便利。它是兰溪市城镇医保、农村医保、工伤和特殊病种定点单位。

医院现有职工21人，其中，中级职称2人，卫技人员14人。主要设备有多功能生化分析仪、全自动血液分析仪、显微镜、B超、彩超、多普勒、心电监护仪、电针治疗仪、TPD神灯、X线、数字化DR仪等仪器；开放床位20张，配备救护车一辆；能独立开展妇产科、五官科、骨科等部分小手术。临床科室有：急诊科、西医内科、中医内科、医学检验科、医学影像科。

近年来，医院秉持"以人为本，全心服务"的理念，从注重人才培养、提高医疗水平、改善就医环境、降低医药费用等方面着手，加强内部管理，使医院综合服务水平显著提高，今后将以"诚信的服务理念，优质的医疗质量，崇高的职业道德，完善的诊疗追求"来满足老百姓的健康需求。

医院院长叶爱荣是兰溪市永昌街道人，主治医师，从医30多年，治愈中风病人数千人，临床经验丰富，病人遍及兰溪市各镇乡及周边省市。

擅长治疗：中风、面瘫、眩晕症、耳鸣、失眠、神经衰弱；颈椎病、腰椎间盘突出症、骨质增生、肩周炎、强直性脊柱炎；高血压、高血脂、高血糖、胃肠炎、肝硬化；湿疹、月经不调、肿瘤术后康复、慢性胃炎等。

兰溪市富阳詹氏骨伤研究所

兰溪市富阳詹氏骨伤研究所，创建于 2009 年，新院占地面积约 20 亩，建筑面积 2.6 万平方米，分两期实施，以二级中医医院的标准建设，总投资约 1 亿元，核定床位 299 张。该项目是金华市重大前期项目，建成后该院将以"大专科小综合"为特色，立足兰溪，面向周边县市，为老百姓提供健康服务。由富阳著名中医骨伤专家、副主任医师詹庄锡、李有娟夫妇和 70 余名骨伤技术骨干创建，主要业务包括中医骨伤、创伤的临床研究、药物的科研开发及骨伤专业技术人员的培养。

作为浙江中医一大流派的詹氏骨伤世家，詹庄锡、李有娟夫妇为开创者，他们师从浙江著名老中医张绍富，为其第一代传人。通过师承和专业的学习，詹氏骨伤的团队越来越壮大，以詹新宇、詹振宇为代表的专业医师，既有西医的底子，又有中医的底蕴与技术，学贯中西，两者融合，更好地发扬了中医骨伤的治疗技术。

兰溪市富阳詹氏中医骨伤研究所，是中医骨伤世家典范，名老中医汇集此处，拥有一批中、高级人才。医院继承和发扬祖传医学治疗特色，以手法整复，杉树皮小夹板外固定，中药内服外敷，动静结合全方位治疗手段，开创现代中医骨伤治疗体系。该所擅长治疗各类骨伤、骨折、软伤，并对肩周炎、椎间盘突出症、骨质增生等骨伤疑难杂症，并广泛开展了断肢再植、骨宽、肩膝关节置换、脊柱骨折、四肢骨折等内固定手术。

私人诊所的中医普及

兰溪现有的私人诊所有：兰溪市杜同利中医诊所、兰溪施秋弟中医诊所、兰溪市胡维祥中医骨伤科诊所、兰溪王建群中医内科诊所、兰溪金建群中医内科诊所、兰溪国控大药房同庆堂中医坐堂医诊所、兰溪潘斌中医骨伤科诊所、兰溪唐峥嵘中医内科诊所、兰溪胡洪普中医骨伤科诊所、兰溪赵惠娥中医内科诊所、兰溪童拓基中医诊所、兰溪柳鹏飞中医内科诊所、兰溪鲍进中医骨伤科诊所、兰溪徐小平中医针灸诊所、兰溪吴迎军中医骨伤诊所、兰溪方德福中医内科诊所、兰溪方朝晖中医骨伤科诊所、兰溪潘哲芳中医内科诊所、兰溪祝志元中医内科诊所、兰溪龚志军中医骨伤科诊所、兰溪严志军中医内科诊所、兰溪黎文贤中医内科诊所、兰溪张芳中医内科诊所、兰溪汪赛云中医内科诊所、兰溪叶文启中医诊所、兰溪叶锡琪中医骨伤科诊所、兰溪沈立鸣中医内科诊所、兰溪胡跃红利民中医内科诊所、兰溪吴林景中医骨伤科诊所、兰溪朱一鸣中医针灸诊所、兰溪黄卸飞中医诊所、兰溪陈献祥中医内科诊所、兰溪郭成逸中医内科诊所、兰溪柳祖泡中医诊所、兰溪吴明仁中医骨伤科诊所、兰溪周洪亮中医诊所、兰溪杨塘华峰中医门诊部、兰溪傅根妹中医内科诊所、兰溪方自华中医诊所、兰溪济仁堂（原林玉芬诊所）中医门诊部、兰溪丹杏堂中医门诊部、金华九德堂中医诊所、金华婺城普众堂中医门诊部、兰溪东方痔疮朱玉林诊所、兰溪市王建江中医内科诊所等。

第十章　民间故事及传说

民间故事有真实性，又有虚构性，随着兰溪中医药文化的不断创新和发展，行业中亦挖掘了许多脍炙人口的故事与传说。

民间小伙治愈太后病

传说乾隆年间，清宫皇太后突然得病，病势相当严重，宫中太医束手无策。乾隆帝只好张贴皇榜，征集民医，以救太后。

皇榜贴到兰溪西乡樟林村里，一个干完活正从田里回家的小伙子，不知其中的情由，随手揭下皇榜。不料那守皇榜的公差看见有人揭皇榜，忙将他带往京城。一日工夫，他们来到离京城八十里处的郊外，已日落西山，两人只好投宿客店，翌日再行。

时值三更，这小伙子突然梦见一白发老者，手持拐杖，在唤他的名字，指点他到一溪滩采一丛药，并教他如何煎炼，如何配方，如此这般吩咐明白，话毕，老者随风而去，无影无踪。小伙子一觉醒来，原是一梦，忆其梦境，甚觉蹊跷。第二日五更早起，据梦中所示，寻到滩头，果有一丛草，随即采回煎配停当，随同公差进了京城。

到了京城，进了后宫，见太后病体虚虚，气息奄奄。这小伙子来到榻前，将怀中药汁取出，灌入太后口中。说也奇怪，真是药到病除，不几日凤体康复。这下喜坏了乾隆帝，当场传旨赐他"近天五尺"匾额一方。

后来，此匾挂在樟林东厅，左右镶有一副对联，曰："出身农草舍，名列帝王家。"

"红纸包厅"

兰西殿下前刘村，有一幢三进二天井高屋，名"景成堂"，乡人惯称"红纸包厅"。说起它来，倒有一段来历。

相传清朝年间，有一祖辈行医、人称士璋先生的人迁来前刘。初来乍到，急欲购置家业。一日，离家去龙游樟树潭置办木材。临近木行，只听那里哭声恸天，不知发生何事。恰遇乡人，悉知木行老板的儿子出"天花"，因痘疹隐伏，病势危笃，本地名医均已告退，故此全家嚎啕大哭。士璋先生原是吴太仁著名儿科宗脉，诊治小儿麻痘风惊尤有专长。此时，他本着一身医技，贸然而入。步入门厅，老板见其人衣着朴素，其貌不扬，头戴笠帽，裤脚高挽，纯像山里人，意为买木材而来，颇有怪其不看时候，便以家中有事为由，下了逐客令。士璋先生也不急于分辩，只是不慌不忙作了"毛遂自荐"，说明诊治病孩出痘是家传绝技，只要病儿尚存气息，便可救治。老板一时将信将疑，想想又别无良策，面对一线生机，匆忙改作笑脸相迎。

士璋立即随之前往诊视。但见病儿痘疹全身隐伏、高热、惊厥、神志不清，奄奄一息。细察脉症，确为痘毒内陷。病已至此，若非胆大艺高是万万不能救了。于是，与木行老板讲明病危程度，急拟升举解毒之剂频服，另掏塘底泥及水草，铺设在病孩四周，以观动静。一俟处理完毕，士璋先生方觉有些疲劳，而木行老板见士璋先生出手不凡，连忙待如上宾。

病孩经及时抢救，病情转好。木行老板一家皆转哀为喜，对救命恩人无不感激涕零。然士璋先生并不轻松，知病孩几经折腾，病势未平，必须穷追，方得平安。故一边告知尽职医之，一边只得顺便托其购办木材。

木行老板根据言谈接触，已知士璋先生此行欲图造房建业，便暗暗使人到兰溪前刘村大兴土木，又不露声色，一再挽留，盛情款待。

半月后，小孩病痊，一如往常活泼可爱，全家格外高兴。且说木行老板独生儿子死中复生这一消息，不胫而走，遍闻乡邻，俱称士璋先生为"神医"，有病者也都纷纷求之疗治，而士璋先生每天应接不暇。一者出于医德，二者又难以谢绝，再加上木行老板千方百计拖延挽留，不知不觉又耽搁二月有余，眼见这样下去不是办法，某日执意告辞，并询及代购木材事办得如何。此时，木行老板已知前刘建房基本竣工，也就不再挽留。于是告知，木材已备，克日送上等语，临别之情自然依依难舍。

士璋先生连日在外忙碌，尚无他念，这日待要回转家门，却思绪万千，想不到此行大事未办，时间又隔这么久，无奈只得急急忙忙往家中赶。一至家门，只见屋基平面涌现"景成堂"一座，着实吃惊不小。正在犹豫不决之间，见家人走出，连问发生什么事。家人也觉得糊涂，说："不是你在龙游派工前来建造的吗？""我并没有派工。"吴士璋这样回答道。吴士璋把在樟树潭经历的事前前后后说了一遍，大家才明白过来，觉得非常高兴。过了不久，木行老板果然来信解释情由，赠送堂屋一座，作为"红纸包"，报答救命之恩。

自此，吴士璋治儿疾声誉日振，闻名遐迩，留在民间的佳话随之相传。

胡绍棠的"怪癖"

相传双牌（今诸葛镇）有一大财主，平素为人奸诈，好欺贫困。这一年，其是恶有恶报，身患背痈如盆，病势极危。连日来又枉治无效，痛苦不堪忍受。虽闻"上方顶先生"大名，只因惧其近贫恶富，不敢前往诊治。不几日，眼看病势越来越严重，一日，为了保命，也不顾往日"威风"，只得打扮成一副贫困潦倒的模样，衣衫褴褛，污头垢面，上门求诊。胡绍棠不识其人，但见病状险重，只怨其求医太迟，然见其人一身打扮，又不免令己同情。于是，嘱咐免费留家调治，着意要治愈他。那财主既惊又喜，惊的是再延误病期，恐有生命之虑，喜的是自己计谋将取信于彼。不数日，经过胡绍棠的精心治疗，财主的病势顿减，半月而愈。财主暗想，胡先生医技果然名不虚传，一心只待日后，恢复原貌再行酬谢。

财主回家后，恢复原来的绅士派头，头戴礼帽，身穿绸马褂，手扶文明杖，专程前来答谢。一路上威风凛凛，与前判若两人，来到上方顶，也招致一些闲人观看，心中自鸣得意。不料，见胡绍棠并不是想象中的那么顺利，胡绍棠一次次都借诊务繁忙，拒绝相见。财主身受冷遇，心中甚为不快，但又不甘心。为了挽回面子，他一面佯装成若无其事的样子，一面催促下人，道明原因，讲清今天上门叩谢，有银两八百相赠。胡绍棠因其纠缠不休，再加上想看个究竟，到底是谁在此卖弄架子。于是暂搁手中活，出门相见，还没有等对方讲完经过，已知自己受人愚弄。等到明白财主来由，并瞧其一身打扮，只付之一声冷笑，心中暗忖，金钱再多也难买人格，你也休想成为家中座上客。他既不让座，也不献茶，只淡淡告知："如若无它事，速速告退。"财主假献殷勤，在众人面前只获得胡绍棠一双白眼。满以为金钱面前认人情，哪知道今天弄得满脸羞色，无地自容，只恨自己早知这样，何必多余，最后只得灰溜溜地回家。

十年奇疾成神医

明代，在兰溪西乡社峰村，出了一件奇事：一个患了十多年怪病的人，突然变成了一个神医，不仅在金华八府被人广为传播，在周边省市也声名赫赫。

这个神医叫吴祺（1536—1602），字克吉，号厚山，是社峰中族人，行梁十八。社峰吴氏宗谱说他"为人公直，尚气节，重斯文，善岐黄术，尤精外科，活人甚众，不计资谢"。

明嘉靖年间，吴祺出生于社峰一个殷实人家，从小启蒙，跟着私塾先生学《百家姓》《千字文》《幼学琼林》等。稍长，又博览经史子集，醉心于琴棋书画。平时与朋友交，以义当先，视钱财于粪土，胸怀大志，风流倜傥，待人谦恭而傲于气。吴祺长得相貌稍逊，但掩盖不了他内心散发出来的一股才气和傲气，又加上他豪爽大气的性格，时人都愿意与他相交，大家对他的评价是"风致洵美"。可就是这样一位才子豪杰、平时过着神仙一样日子的人，到中年时却得了一个奇疾，不知何故，突然双脚肿痛，不几日就溃烂，只能整天卧在床上，不能下地行走。家人延请了许多名医，只知道是中毒引起，但没有办法治疗。开始，那些平时的好友川流不息前来探望，为他找来郎中，但时间久了，"门庭冷落车马稀"，渐渐地没有多少人来了。吴祺整日闭户，卧在床上呻吟不断，日复一日，年复一年，十多年来吃喝拉撒都在床上，没有下地过一次，家人也渐渐地有些厌烦。哪个家庭碰到这种情况，都经不起折腾，何况他还是家中的主心骨、顶梁柱。吴祺家从一个殷实的家庭沦落成社峰最贫困的农户。

正当吴祺处于求生不得、求死不能的时刻，一日，忽然一个穿着野服，拄着拐杖的人前来敲门。家人已有很多年没有听到过有人敲门了，以为是哪个亲朋好友，忙开了门，一看却是一个陌生人，而且是个穿着奇装异服的怪人，一时呆在当地，不知如何开口。吴祺虽然患病多年，但骨子里豪爽的习惯还是没有变，他拼命止住呻吟，侧着耳朵倾听，听外面好长时间没有声响，便开口问了起来。家人哆哆嗦嗦说了好久，也说不清楚。吴祺虽然一时也搞不清什么情况，还是朝着家人吩咐："快沏茶让座！"家人把这个怪人让进家，在简陋的堂前招待他，泡上了粗茶。

这个怪人也没有落座，径直走进吴祺的卧房。见了吴祺，说出了一番令吴祺进入云里雾里的话："尔善人，吾当活尔，且授尔秘诀，广吾德施。"说完，也没有征求吴祺的意见，在身边的袋子里摸出一些药膏，也不嫌恶臭，在吴祺的溃烂处仔细地涂抹，然后又取出丹散，叫吴祺的家人端来开水，让吴祺吞服了下去。很长时间吴祺都没有反应过来，机械地任由这个怪人摆布。这个怪人见吴祺服下丹散，也不说话，一转身就从吴祺家走了出去。清醒过来的吴祺连忙吩咐家人去追这个怪人，但怪人哪里还有踪迹。不管是好是坏，吴祺已没有办法，只好任其发展。

过了十多天，奇迹出现了，吴祺双脚上的溃烂已经结痂，疼痛也消除了，不仅恢复到了没有生怪病时的状态，而且感觉比过去更好一些。他试着下了地，步履轻盈，而且走得急，汗不冒，气也不喘。村人见到吴祺突然冒了出来，都前来问长问短。吴祺日思夜想不得其解，心中只是把这个怪人当作神仙看待，认为是上天派他来搭救自己，为他在下界广施布德。自此，吴祺按怪人教自己的方法，痴迷其术，悉心研究。

过了一段时间，吴祺已经掌握了怪人传授的岐黄之术。为了应验是否有效，吴祺就在村里开始试验，上门为乡亲们诊治。果不其然，怪人传授他的技术和药方，正是灵丹妙药，药到病除。自此，他神医妙手的名声越传越远，"舆马造请无虚日"，登门就诊者、款门谢礼者"错趾填户"。他每次前往城里会友访亲，问方乞药的拥塞街衢，而吴祺都是有求必应，也不计较诊金。

当时，南昌人俞均，任兰溪县令，因得疾，听说金华是朱丹溪的故里，医学渊源深厚，为了方便治疗，就在金华暂时住了下来。在金华期间，上下左右都推荐名医前来医治。虽然都是当地的名医，有的还驰誉京城，但没有一丝效果。俞均的病情越来越严重，最后连饭都吃不下了。一天，俞均的同年唐中廓带着吴祺前往他的住处，想为他诊治。俞均看到吴祺其貌不扬，心里颇有疑问。其他邀请来的名医也是冷言冷语，群起而对，下人也对其轻慢，还有意阻扰。俞均心中更是六神无主。后来，唐中廓情真意切，劝他让吴祺试试。俞均心想，反正已经过很多名医医治，也不差这一个，如果再拒绝，恐拂了同年的脸面，最终同意了由吴祺诊治。俞均命不该绝，通过吴祺的诊治，俞均死中得生，危而复安。过了一段时间，俞均收到上命，要其到括苍任命，临行前，他将很多金银绸缎赠予吴祺作为酬金，但吴祺坚决不受。俞均见他不受诊金，又想赠以冠带，但吴祺又委婉谢绝。俞均只好为他写了一篇《扶危传》，为他立传扬名。

花厅沈和狗戴项链

兰溪诸葛镇东南一公里处有个叫花厅沈的小村庄，村里有一座花厅，老百姓叫它"金銮殿"，据说是洪武皇帝封的。

明朝洪武皇帝朱元璋，有一年在大腿上生了个毒疮，京城里所有医生都医过，就是没有医好，一次，朱元璋让军师刘伯温贴了好多求医皇榜，皇榜中写道：不管是谁医好皇上的病，高官尽做，富贵尽享。

当时花厅沈村有位郎中，医术高明，名声极大，人们都称他为沈先生。沈先生给人看病，从来都是随叫随到，经常半夜三更走山路，怕碰到野兽，特意养了一条猎狗带在身边。

一天，沈先生带着猎狗进城办点事，刚进城门，就看见一大堆人在看什么，沈先生也挤进去看看是什么。原来是一张皇帝求人医治毒疮的皇榜，沈先生说了句"这点小事还要贴皇榜"，就随身走了。谁知那皇榜随风一吹，竟然粘在沈先生的脚跟撕不下来，而那条猎狗就咬下那皇榜直奔家乡而来。沈先生拼命地追，哪里追得上猎狗，一直追到了家中。等赶到家中，守皇榜的兵士早已经在他家等待。沈先生想，这是皇榜，要是不去，有欺君之罪，是要杀头的。于是他打定主意，带了一些药就上路了，那贴身的猎狗也跟了去。

一进宫，朱元璋看见沈先生身边带了一条狗，心中有说不出的味道。刘伯温讲："名医带狗来必有用处，请皇上放心吧。"朱元璋没话好说，只能点点头。

猎狗一进皇宫，就伸出长舌头，朝朱元璋身上东舔西舔，朱元璋吓得躲也来不及。沈先生说这狗已经闻到皇上的疮毒气味，请皇上放心伸出腿来，让狗先舔舔，舔掉疮口上的脓毒，然后再敷上药。朱元璋只好伸出那条生毒疮的腿让狗舔，舔来舔去，一下子疮口就不痛不痒了，而且好生舒服。敷上药包扎好后，沈先生说："半个月就会好。"不久，皇上腿上的毒疮就好了。

朱元璋要留沈先生在宫里当御医，沈先生说："皇上的圣旨小民怎敢不从，只是我已过惯农村田园的生活，离不开父老百姓。"朱元璋听见百姓两字，心就软下来了。想起开国打仗时兰溪百姓救过他的命，给过他好处，今日沈先生回去会给兰溪百姓医治疾病，就让沈先生回乡吧。

沈先生离开南京时，朱元璋特意赐了一块金匾，赐给猎狗一副银铃项链。另外，还派人在沈村造了一座花厅。从那时起，沈村就改称为"花厅沈"。据说，狗戴项铃就是从那开始的。

车前草的由来

相传，汉代马将马武在一次率兵征战中，被困在荒无人烟的沙漠上。时值盛暑，天晴无雨，军士和战马喝不上水，死亡惨重，许多人得上了一种疾病，小腹肿胀、尿夹血，最后连马匹也撒起血尿来。

马武的马夫张勇，将马缰松开，任其自由觅食，不料这几匹马儿后来竟不再尿血了。张勇十分惊奇，仔细观察，发现不远处有一大片像牛耳形状的野草已被马吃光，便扯这种草嚼嚼咽下，结果尿血症祛除了。马武知道后，即令全军试尝牛耳草，不久全部人马都痊愈。马武问张勇；"牛耳草在哪里发现的？"张勇答道："就在大车前面。"马武仰天大笑，"好一个车前草，此乃天助我也！"自此，"车前草"就这样叫开了。后来流传到民间，药店药方都用"车前草"这个药名。

蛴螬

从前，有兄弟俩，哥哥心眼坏，弟弟却十分善良。他们有个母亲，年纪大，又有眼疾，不久就失明了。

老母亲由两个儿子轮流养活，轮到弟弟供养时，弟弟宁愿自己饿肚子也先让老母亲吃饱。他想，父亲死得早，全靠母亲一把屎一把尿地将我们拉扯大，我们不孝顺就太没有天理良心了。而轮到哥哥供养时，总是给母亲一碗稀薄的粥糊糊，加上几根咸菜，没一口好吃的。

有一天，大儿子在地里挖番薯，母亲说："儿呀，拿几个番薯给娘尝尝吧。"大儿子捡了几只烂番薯，里面还有虫子呢。这种虫，一到晚上，还会"蛴螬蛴螬"地乱叫一通，很难听，他也不挖掉此虫，也不洗洗，就这样乱七八糟地放在锅里一煮，端给母亲吃。母亲因眼睛看不见，吃了好几天。后来吃吃不是味儿，只吃掉一半，还有一半剩着。

恰巧这天小儿子来看母亲，一看母亲吃剩的半碗番薯里竟有好几只死虫子，令人作呕。小儿子禁不住喊道："娘！"就抱住母亲哭了起来，母亲一听声音，知道是小儿子，也放声大哭起来。一哭，竟然发生了奇迹，不知怎么的，母亲的眼睛竟然看到了一线白光。没有几天，眼睛复明如往，原来这虫子能去掉翳障，是青光眼的特效药。

后来，人们因为这虫子的叫声是"蛴蛴螬螬"的，所以就叫它为"蛴螬"。俗称"地蚕"，而且入了药。

两封用中草药名写的信

从前，有一对懂医药的年轻夫妇，身居两地，日久，相互思念，遂用中药名写信，互表思念恩爱之情。

妻子写的是："槟榔一去，已过半夏，岂不当归耶？谁使君子，效寄生缠绕他枝，令故园芍药花无主矣！妾仰观天南星，下视忍冬藤，盼不见白芷书，茹不尽黄连苦！古诗云：'豆蔻不消心上恨，丁香空结雨中愁。'奈何！奈何！"这位妻子用十二种药名写的信，将其思夫之情表达得淋漓尽致。

丈夫收信后，也用中药名给她回信，写道："红娘子一别，桂香枝已凋谢矣！也思菊花茂盛，欲归紫菀，乃常山路远，滑石难行，如待从蓉耳，卿勿使急性子，骂我白苍耳子，明春红花开时，吾与马勃、杜仲结伴返乡，至时有金相赠也。"

"药王"当归

自古道："游子当归"，有趣的是，一种驰名海内外的中药也叫当归。据《本草纲目》记载："当归调血，为女人要药，有思夫之意，故有当归之名。"又据明代《图经本草》记载："气血昏乱，服之而安，能领诸血归当之经，故名当归。"这个别具匠心的名字，既符合其药性，又富于诗意。从此，当归美名，天下流传。由于许多传说的中药方剂中都要使用当归，所以在我国古代医药典籍中有"十方九归"之称，当归被尊为"药王"。

当归有许多动人传说流传于民间。唐代天宝年间，安禄山、史思明勾结外族，率部叛乱，形势十分危急，玄宗皇帝和杨贵妃被迫仓皇撤离长安，避乱蜀中。临行时，大臣罗公远将一包封交给皇帝，上面写有"愿此物保君王平安"，车驾勿忙，玄宗皇帝未及拆看。战乱平息后，唐玄宗命人打开包封查阅，匣中竟是几枝上等的当归，皇帝大喜，即命摆驾返回长安，重赏罗公远。

当归作为药用由来已久，我国第一部医学专著《神农本草经》成书于汉代，当时仅收载了360味中药，当归已赫然位列其中。

补骨脂

唐朝元和年间，75岁高龄的相国郑愚出任海南节度使，由于那里的气候潮湿，他因水土不服而"伤于内外，众疾俱作"，最后发展到"阳气衰竭"，虽然服用了各种壮阳药物，却丝毫不见好转。邻国舶主李摩诃知道郑相国的病情后，特到官邸献上补骨脂。开始，郑相国有些怀疑，在李摩诃的极力推荐下，试服补骨脂，七八天后，郑愚渐觉精神好转，又过了半月，竟然众疾皆除，体健如常了。

补骨脂，顾名思义，具有补益骨髓的作用。中医药店常把补骨脂写作"破故纸"，其实它并非"纸"，而是"舶来品"，原称"婆固脂"，后讹称"破故纸"。现在我国的两广、云南、河南、安徽等省区已有出产。

药名诗的传说

相传，唐三藏在去西天取经途中，曾抒发情怀作了一首诗，诗曰："自从益智登山盟，王不留行送出城，路上相逢三棱子，途中催趱马兜铃。寻坡转涧求荆芥，迈岭登山拜茯苓，防己一身如竹沥，茴香何日拜朝廷？"诗中选用九味药名，其中益智，指的是受皇命赴西天（天竺）大雷音寺取大乘经的坚强信念；王不留行，指的是唐太宗摆驾亲为御弟三藏饯行，并与众官送出长安关外；三棱子，指的是孙悟空、猪八戒、沙和尚三徒弟；马兜铃，是指唐三藏乘的白龙马匆匆赶路的形象和声音，紧扣主题，值得玩味。

第十一章　中医药文化杂谈

中药店为何称"堂"

很多中药店常称作"堂"，如北京的同仁堂、杭州的胡庆余堂、金华的九德堂、兰溪的天一堂等。一些中药店特邀老中医门诊，开的处方往往在签名的前边写上"坐堂医生"四个字，这是什么原因？

据有关文献记载，"堂"的用法出自张仲景行医的典故。张仲景自幼聪颖好学，尤喜攻医书，崇拜扁鹊，后学医于同郡人张伯祖。他钻研《内经》《难经》《胎胪药录》等古代医书，并广泛收集有效方剂，著有《伤寒卒（杂）病论》，其书辗转流散，经后人多次收集整理，集成《伤寒论》《金匮要略》两书。他医疗经验丰富，颇有独到之处，时称"经方大师"。

汉献帝建安中期，张仲景任长沙太守，当地连年瘟疫流行，遍地白骨。为拯救黎民百姓，张仲景打破官府戒律，坐在办公大堂上给病人诊脉开方，签名之前常写上"坐堂医生"四个字，以明示为民治病之决心。后人为敬仰这位"医圣"，便仿其坐堂行医方法，在中药店行医时沿用"坐堂医生"之称呼，而中药店称"堂"也由此而来。

行规习俗

兰溪药业历史悠久，旧时行规习俗颇多，有代表性的几则如下：

开张

新店开业习俗。店东筹备就绪后，选择吉日良辰开业，大商号资金雄厚，批零兼营，企业规模大，开张时张灯结彩，贺客盈门，放爆竹、挂招牌、拜财神、宴请宾客，大肆铺张，异常热闹，商品销售价格优惠，甚至赠送小商品，连续三天，以广招徕。一般商店开张，比较简单，只是张贴店号，放爆竹，以志喜庆。

倒闭

商号因经营不善，亏本停业，俗称"倒闭"，一般拖至年终，如资金与债务两抵不敷，宣告破产，以剩余店产为限，由债权人处理，俗称"摊笡箩"。

经营习俗

日出开门，二更关门，顾客随到随买，零售药店关门后，大门或排门都留有小窗，尚可买药，不受时间限制。商品销出（丸、散、膏、丹例外），在不损坏短少原则下，包退包换。生意不分大小，一概给予包扎。老幼买药，倍加仔细，问清病情、药味，再三交代服法服量。批发行家，客商进行，点头招呼，奉烟送茶，招待酒饭；商品成交，代办运输。

交易习俗

药商交易，俱凭信用。批发商与零售商之间，买主与卖主之间，初次交易，概付现金。交易长久，行家卖主主动送手摺（记账簿册）于客户，客户进货，凭摺记账，先货后款，俗定端午、中秋、年关三节归缴，这叫赊账。目的在于招徕顾客，建立宾东关系。药店对商绅阔佬、财主大户、小康之家或亲朋好友，也主动送摺，凭摺赊药，年终结算付款时，尚有送奉（赠送小额商品）。至于对较小惠顾，家境贫寒的群众，则要现款交易。

店规

行家店肆有传统店规，用以约束店员：1. 雇佣店员，一般以一年为期，每年农历年初六或元宵，店主设宴"讲生意"（洽谈雇约），决定续聘或辞退；2. 店员住宿店内不准随带家眷，阿大（经理）、账房（主办会计）等上手伙计除外。一般店员自晨至晚在店，直至"二更"关门。店员上柜只能站立，不准坐凳，无特殊情况，不能擅离岗位，称为"好店倌不离三尺柜"。3. 在雇佣期间，店主发现伙计不遵店规，不卖力，或认为不是"生意手"，一挨到端午、中秋、年关三节，随即提出辞退。店员被解雇离店，将铺盖行李让阿大检查，以示清白。4. 店员任职，每月除固定工资外，有五天"走工"（休息），年终结算，超过者按日扣发工资；有余者，按日加发工资。尚有"月规"，即每月发若干费用给店员，专供洗衣理发用。5. 行店营业兴旺，年终有盈余，可享受"分红"，分红多少，由阿大决定。

师徒关系

旧时学徒，大多是穷家子弟。行店学业，规定学期三年，不给工资，仅供吃住，未出师（未期满）前不准回家。学徒除每天做杂工外，要为"先生"或叫"业师"（师傅，大多是店主或阿大）倒尿壶，荡水烟筒。晚间临时搭铺睡在店堂外的大门后守夜，三年期满须做三年"半作"，享有较低的工资，待遇虽苛刻，但穷家子弟无奈只得坚持期满。倘学徒期内中途回家，会被人讥讽为"回汤豆腐干"。学徒期满要请"业师酒"，以表酬谢。

谚语云："徒弟徒弟，三年奴婢，叫你走东，不敢走西。"

朔望

农历初一（朔）、十五（望），县城大小药店都参拜财神，布施乞丐，销售丸、散、膏、丹，按市价九折。

客师

指非本店学徒出身的店员，行东店主对待客师比对待本店学徒出身的店员较为客气，但一有差错事故，则客师易被解雇。

同业公会

为互通商情，协调同业关系，商讨如何开展公益事业，1929年，药商在原有瀫西药业公所的基础上，改组成立国药业同业公会，继后，又建立新药业同业公会。农村较大集镇，如游埠、永昌、诸葛、女埠等，也相继成立同业公会。同业公会设理事长、监事，由会员公选，并聘用一名负责日常工作的干事，其职能是：互通本行商情，同行议定购销价格，议定同业行规，调解会员之间的业务纠纷等。中华人民共和国成立前夕，国药业同业公会附设在大学士巷天一药行内，理事长是吴楚臣，新药业同业公会设在中正路（今解放路）上，常务理事长为赵振邦。

窃语

中药职业者自称苦水通窃语（一种行业暗语），清代和民国时期，兰溪药商在生意场中有一种行业"窃语"，叫"药窃"，几乎每个数字或事物都用"窃语"代替。

在窃语中，一叫顶，二叫卯，三叫叉，四叫苏，五叫脑，六叫荣，七叫皂，八叫朵，九叫弯，十叫寸，百叫顶角，千叫撇，万叫草；钱叫饷工，钞票叫洋饷，米叫八本，饭叫汉，粥叫汤薄，吃饭叫散汉，衣服叫皮令，房屋叫顶宫，烟叫雾露，茶叫草人，酒叫吹汤；好叫显三，妇女叫卯氏老倌，坏叫猪拉，姑娘叫妖老倌，儿子叫卸通，人叫通拉，贼叫贝戎，偷叫西，睡叫挥，借叫人昔来，没叫没令，妻叫锯板佬，家叫厂，有叫赞，拿叫换，赌叫贝者，傻瓜叫阿木林，父叫八叉，等等。

老中医顺口溜

若要皮肤好，粥里放红枣；若要不失眠，粥里添白莲；腰酸肾气虚，煮粥放板栗；心虚气不足，粥加桂圆肉；头昏多汗症，粥里加薏仁；润肺又止咳，粥里加百合；消暑解热毒，常饮绿豆粥；乌发又补肾，粥加核桃仁；若要降血压，煮粥加荷叶；健脾助消化，煮粥添山楂；梦多又健忘，粥里加蛋黄。

药名对联

琥珀青黛将军府，玉竹重楼国老家。

金钗布裙过半夏，栀子轻粉迎天冬。

刘寄奴含羞望春花，徐长卿砒霜采蜡梅。

药名挽词

兰溪百年老店"天一堂"老板诸葛源生逝世时，医药界后辈为其作挽联，其词曰：

菊花如绣认丝丝，疑是芝山玉桂枝；

海上几人怀志远，岭南连日动相思；

茱萸当有重阳感，豆蔻宁忘二月期；

诸葛散时将半夏，王孙草绿又何时。

谜语诗

一位名老中医，写了一首中药谜语诗，诗中写道："老汉首如霜，龟峰眺武昌；万物如梦时，酸甜苦辣香。重阳花满枝，湘子谱乐章；昭君出塞去，低头思故乡。"这首诗，每句一中药名（白头翁、望江南、全蝎、五味子、野菊、神曲、王不留行、淮熟地）。诗中猜谜，谜中寻诗，浑然一体，妙趣横生。

中医名医赋

刘天阁

中医乃国粹，名医称瑰宝。千年杏廊，莽野代有卓者；百卷医经，鸿篇辈出智人。医局医署聚汇太医儒医；乡间乡土饱藏单方验方。壁影萤光，砺志偷隙毫端；悬梁刺股，奋笔索隐纤微。红梅为之花蕾绽放；盛名因此远播流芳。

回眸悠悠春秋，煌煌战国；诸子蜂起，百家争鸣。法家儒家阴阳家，道家兵家纵横家，门派林立，学说纷争。及至医经学派登场，经方学派练道，翻然名家立论、名医破土、名著鹊起、名篇迭现。是故伏羲潜制九针；神农遍尝百草；岐黄理论明堂；扁鹊色望齐侯。华佗傲骨，术用麻沸刮腹；仲景睿智，腹诊推切形征。王冰博学，素问更灿然；叔和究脉，寸口方脱颖；思邈厚养，妇孺托千金；皇甫远仕，厘穴依甲乙。宋慈洗冤，验尸于法场；清任正误，剖谬于坟茔。哑科钱乙，疹痘凸现泰斗；巨匠景岳，文医浇铸柱石。刘张李朱，旁门左道驱邪虏；叶薛吴王，麦芒针尖削疫戾。宗海擅血证，汇通英伦华夏；锡纯倡外感，标配阿司匹林。

时代杨柳新枝，国医凤凰涅槃。名校名教，名言至理；硕导博导，导学至深。中药漂洋，银针旅欧；刮痧赴非，太极誉美。学者执教异肤人种；夷生留学汉医中华。辅周遣白虎以平乙脑；伯未坐谦斋而论肝病。应秋隐括疏伤寒大义；斯炽医案探杂病冥微。药中胆识雄辨医道医昌；铁涛耿介情动国医国技。可冀清宫医案纠皇室疑窦，王琦当代哲文淘内难圭臬。

世界缤纷，社会多元。团队崇尚精神，个性依然张扬。名师出高徒，名模拾猫步；名旦舒水袖，名厨烹佳肴。茶馥芬芳谓之茗，液上雅品；格言警励谓之铭，言比九鼎。山不在高而名在仙，医不在彰而名在效。求索轩岐奥秘，比肩现代科学。修身齐家，重德尚文。逆流挽沉疴；狂澜起痼疾。安有不驰骋杏疆、史载绿籍、名扬天下乎！

药性赋

《药性赋》作者不详，它将248种常用中药按药性分为寒、热、温、凉四类，用韵语编成赋体，具有言简意赅、朗朗上口，便于诵读与记忆的特点，为金元时期以来，学习中医必须背诵的歌诀之一。其原文如下：

诸药赋性，此类最寒。犀角解乎心热；羚羊清乎肺肝。泽泻利水通淋而补阴不足；海藻散瘿破气而治疝何难。闻之菊花能明目而清头风；射干疗咽闭而消痈毒；薏苡理脚气而除风湿；藕节消瘀血而止吐衄。瓜蒌子下气润肺喘兮，又且宽中，车前子止泻利小便兮，尤能明目。是以黄柏疮用，兜铃嗽医。地骨皮有退热除蒸之效，薄荷叶宜消风清肿之施。宽中下气，枳壳缓而枳实速也；疗肌解表，干葛先而柴胡次之。百部治肺热，咳嗽可止；栀子凉心肾，鼻衄最宜。玄参治结热毒痈，清利咽膈；升麻消风热肿毒，发散疮痍。尝闻腻粉抑肺而敛肛门；金箔镇心而安魂魄。茵陈主黄疸而利水；瞿麦治热淋之有血。朴硝通大肠，破血而止痰癖；石膏治头痛，解肌而消烦渴。前胡除内外之痰实；滑石利六腑之涩结。天门冬止嗽，补血涸而润肝心；麦门冬清心，解烦渴而除肺热。又闻治虚烦、除哕呕，须用竹茹；通秘结、导瘀血，必资大黄。宣黄连治冷热之痢，又厚肠胃而止泻；淫羊藿疗风寒之痹，且补阴虚而助阳。茅根止血与吐衄；石苇通淋与小肠。熟地黄补血且疗虚损；生地黄宣血更医眼疮。赤芍药破血而疗腹痛，烦热亦解；白芍药补虚而生新血，温热尤良。若乃消肿满逐水于牵牛；除毒热杀虫于贯众。金铃子治疝气而补精血；萱草根治五淋而消乳肿。侧柏叶治血山崩漏之疾；香附子理血气妇人之用。地肤子利膀胱，可洗皮肤之风；山豆根解热毒，能止咽喉之痛。白鲜皮去风治筋弱，而疗足顽痹；旋覆花明目治头风，而消痰嗽壅。又况荆芥穗清头目便血，疏风散疮之用；瓜蒌根疗黄疸毒痈，消渴解痰之忧。地榆疗崩漏，止血止痢；昆布破疝气，散瘿散瘤。疗伤寒、解虚烦，淡竹叶之功倍；除结气、破瘀血，牡丹皮之用同。知母止嗽而骨蒸退；牡蛎涩精而虚汗收。贝母清痰止咳嗽而利心肺；桔梗开肺利胸膈而治咽喉。若夫黄芩治诸热，兼主五淋；槐花治肠风，亦医痔痢。常山理痰结而治温疟；葶苈泻肺喘而通水气。此六十六种药性之寒者也。

药有温热，又当审详。欲温中以荜拨；用发散以生姜。五味子止嗽痰，且滋肾水；腽肭脐疗痨瘵，更壮元阳。原夫川芎祛风湿、补血清头；续断治崩漏、益筋强脚。麻黄表汗以疗咳逆；韭子壮阳而医白浊。川乌破积，有消痰治风痹之功；天雄散寒，为去湿助精阳之药。观夫川椒达下，干姜暖中。胡芦巴治虚冷之疝气；生卷柏破症瘕而血通。白术消痰壅、温胃，兼止吐泻；菖蒲开心气、散冷，更治耳聋。丁香快脾胃而止吐逆；良姜止心气痛之攻冲。肉苁蓉填精益肾；石硫黄暖胃驱虫。胡椒主去痰而除冷；

秦椒主攻痛而去风。吴茱萸疗心腹之冷气；灵砂定心脏之怔忡。盖夫散肾冷、助脾胃，须毕澄茄；疗心痛、破积聚，用蓬莪术。缩砂止吐泻安胎、化酒食之剂；附子疗虚寒反胃、壮元阳之方。白豆蔻治冷泻，疗痛止痛于乳香；红豆蔻止吐酸，消血杀虫于干漆。岂知鹿茸生精血，腰脊崩漏之均补；虎骨壮筋骨，寒湿毒风之并祛。檀香定霍乱，而心气之痛愈；鹿角秘精髓，而腰脊之痛除。消肿益血于米醋；下气散寒于紫苏。扁豆助脾，则酒有行药破结之用；麝香开窍，则葱为通中发汗之需。尝观五灵脂治崩漏，理血气之刺痛；麒麟竭止血出，疗金疮之伤折。糜茸壮阳以助肾；当归补虚而养血。乌贼骨止带下，且除崩漏目翳；鹿角胶住血崩，能补虚羸劳绝。白花蛇治瘫痪，疗风痒之癣疹；乌梢蛇疗不仁，去疮疡之风热。乌药有治冷气之理；禹余粮乃疗崩漏之因。巴豆利痰水，能破寒积；独活疗诸风，不论新久。山茱萸治头晕遗精之药；白石英医咳嗽吐脓之人。厚朴温胃而去呕胀，消痰亦验；肉桂行血而疗心痛，止汗如神。是则鲫鱼有温胃之功；代赭乃镇肝之剂。沉香下气补肾，定霍乱之心痛；橘皮开胃去痰，导壅滞之逆气。此六十种药性之热者也。

温药总括，医家素谙。木香理乎气滞；半夏主于湿痰。苍术治目盲，燥脾去湿宜用；萝卜去膨胀，下气治面尤堪。况夫钟乳粉补肺气，兼疗肺虚；青盐治腹痛，且滋肾水。山药而腰湿能医；阿胶而痢嗽皆止。赤石脂治精浊而止泄，兼补崩中；阳起石暖子宫以壮阳，更疗阴痿。诚以紫菀治嗽，防风祛风，苍耳子透脑止涕，威灵仙宣风通气。细辛去头风，止嗽而疗齿痛；艾叶治崩漏、安胎而医痢红。羌活明目驱风，除湿毒肿痛；白芷止崩治肿，疗痔瘘疮痈。若乃红蓝花通经，治产后恶血之余；刘寄奴散血，疗烫火金疮之苦。减风湿之痛则茵芋叶；疗折伤之症则骨碎补。藿香叶辟恶气而定霍乱；草果仁温脾胃而止呕吐。巴戟天治阴疝白浊，补肾尤滋；元胡索理气痛血凝，调经有助。尝闻款冬花润肺，去痰嗽以定喘；肉豆蔻温中，止霍乱而助脾。抚芎走经络之痛；何首乌治疮疥之资。姜黄能下气、破恶血之积；防己宜消肿、去风湿之施。蒿本除风，主妇人阴痛之用；仙茅益肾，扶元气虚弱之衰。乃曰破故纸温肾，补精髓与劳伤；宣木瓜入肝，疗脚气并水肿。杏仁润肺燥止嗽之剂；茴香治疝气肾病之用。诃子生津止渴，兼疗滑泄之痾；秦艽攻风逐水，又除肢节之痛。槟榔豁痰而逐水，杀寸白虫；杜仲益肾而添精，去腰膝重。当知紫石英疗惊悸崩中之疾，橘核仁治腰痛疝气之真。金樱子兮涩精；紫苏子兮下气涎。淡豆豉发伤寒之表；大小蓟除诸血之鲜。益智安神，治小便之频数；麻仁润肺，利六腑之燥坚。抑又闻补虚弱、排疮脓，莫若黄芪；强腰脚、壮筋骨，无如狗脊。菟丝子补肾以明目；马兰花治疝而有益。此五十四种药性之温者也。

　　详论药性，平和惟在。以碙砂而去积；用龙齿以安魂。青皮快膈除膨胀，且利脾胃；芡实益精治白浊，兼补真元。原夫木贼草去目翳，崩漏亦医；花蕊石治金疮，血行则却。决明和肝气，治眼之剂；天麻主头眩，祛风之药。甘草和诸药而解百毒，盖以性平；石斛平胃气而补肾虚，更医脚弱。观乎商陆治肿，覆盆益精。琥珀安神而散血；朱砂镇心而有灵。牛膝强足补精，兼疗腰痛；龙骨止汗住泄，更治血崩。甘松理风气而痛止；蒺藜疗风疮而目明。人参润肺宁心，开脾助胃；蒲黄止崩治衄，消瘀调经。岂不以南星醒脾，去惊风痰吐之忧；三棱破积，除血块气滞之症。没食主泄泻而神效；皂角治风痰而响应。桑螵蛸疗遗精之泄；鸭头血医水肿之盛。蛤蚧治劳嗽，牛蒡子疏风壅之痰；全蝎主风瘫，酸枣仁去怔忡之病。尝闻桑寄生益血安胎，且止腰痛；大腹子去膨下气，亦令胃和。小草、远志，俱有宁心之妙；木通、猪苓，尤为利水之多。莲肉有清心醒脾之用；没药乃治疮散血之科。郁李仁润肠宣水，去浮肿之疾；茯神宁心益智，除惊悸之疴。白茯苓补虚劳，多在心脾之有眚；赤茯苓破结血，独利水道以无毒。因知麦芽有助脾化食之功；小麦有止汗养心之力。白附子去面风之游走；大腹皮治水肿之泛溢。椿根白皮主泻血；桑根白皮主喘息。桃仁破瘀血兼治腰痛；神曲健脾胃而进饮食。五加皮坚筋骨以立行；柏子仁养心神而有益。抑又闻安息香辟恶，且止心腹之痛；冬瓜仁醒脾，实为饮食之资。僵蚕治诸风之喉闭；百合敛肺痨之嗽萎。赤小豆解热毒，疮肿宜用；枇杷叶下逆气，哕呕可医。连翘排疮脓与肿毒；石南叶利筋骨与毛皮。谷芽养脾，阿魏除邪气而破积；紫河车补血，大枣和药性以开脾。然而鳖甲治痨疟，兼破症瘕；龟甲坚筋骨，更疗崩疾。乌梅主便血疟痢之用；竹沥治中风声音之失。此六十八种药性之平者也。

中国历史上的十大名医排行榜

中国的医学源远流长，诞生于原始社会，春秋战国时期中医理论已基本形成，之后历代均有总结发展。在中国古代历史上涌现出了许多杰出的中医名家，其中有十位较为著名，按成就排名如下：

第十位：叶天士，名桂，号香岩，又号上律老人。江苏吴县人，约生于清代康熙五年（1666），卒于乾隆十年（1745）。叶天士是中医学史上温病学派的创始人，其声望地位，并不在"金元四大家"之下，也是名贯大江南北的人物。其著作《温热论》至今仍被临床医家推崇备至。对治奇经、脾胃、儿科等病尤为擅长，尚有《叶案存真》《末刻本医案》。

第九位：朱震亨，金元四大家之一。朱震亨在研习《素问》《难经》等经典著作的基础上，访求名医，受业于刘完素的再传第子罗知悌，成为融诸家之长为一体的一代名医。朱震亨以为三家所论，于泻火、攻邪、补中益气诸法之外，尚嫌未备滋阴大法。力倡"阳常有余，阴常不足"之说，申明人体阴气、元精之重要，故被后世称为"滋阴派"的创始人。临证治疗，效如桴鼓，多有服药即愈不必复诊之例，故时人誉之为"朱一贴"。弟子众多，方书广传，是元代最著名的医学家。

第八位：李时珍。李时珍曾参考历代有关医药及其学术书籍 800 余种，结合自身经验和调查研究，穷搜博采，历 30 年，3 次易稿而成《本草纲目》。该书为我国医学史上一大巨著，是我国明以前药物学的总结性巨著，在国内外均有很高的评价，已有几种文字的译本或节译本。另著有《濒湖脉学》《奇经八脉考》等书。

第七位：钱乙。我国医学史上第一个著名儿科专家。钱乙撰写的《小儿药证直诀》是我国现存的第一部儿科专著。它第一次系统地总结了对小儿的辨证施治法，使儿科自此发展成为独立的一门学科。后人视之为儿科的经典著作，把钱乙尊称为"儿科之圣""幼科之鼻祖"。

第六位：葛洪。字稚川，号抱朴子，人称"葛仙翁"，西晋思想家、医药学家。他还是古代一位鼎鼎有名的科学家，在医学和制药化学上有许多重要的发现和创造，在文学上也有许多卓越的见解。他的著作约有 530 卷。

不过，大多已经散佚，流传至今的，主要有《抱朴子》《肘后救卒方》。葛洪的医学著作，据史籍记载，尚有《金匮药方》100卷、《神仙服食方》10卷、《服食方》4卷、《玉函煎方》5卷。

第五位：孙思邈。唐代京兆东原人（今陕西省耀州区孙家塬）人。据说他活了102岁（也有说他活了141岁），他是我国乃至世界历史上著名的医学家和药物学家。历史上，被人们尊为"药王"。一生致力于医药研究工作，著有《千金方》，创立脏病、腑病分类系统，在医学上有较大贡献。

第四位：皇甫谧，字士安，小时名静，晚年自称玄晏先生。魏晋医学家。西晋安定朝那人。著名医家，其著作《针灸甲乙经》是我国第一部针灸学的专著，总结了晋以前的针灸学成就，在针灸学史上有很高的学术地位。另著有《帝王世纪》《高士传》《逸士传》《列女传》《元晏先生集》等书。他一生以著述为业，在医学史和文学史上都负有盛名。

第三位：医圣张仲景。张仲景，名机，东汉医学家，著《伤寒杂病论》。《伤寒杂病论》确立了祖国医学"辨证论治"的规律，它奠定了中医治疗学的基础，是我国最早的一部理法方药具备的经典著作，开创了祖国医学辨证论治的先河；同时在制剂学方面有独到之处，对后世有深远的影响。因此，历代医家无不尊张仲景为"医圣"，故有"医圣者，即医中之尧舜也，荣膺此誉者，唯仲景先师"。

第二位：华佗，字元化，沛国谯（今安徽亳县）人。东汉末医学家，精内、妇、儿、针灸各科，外科尤为擅长，"麻沸散"的使用为世界医学史上最早之全身麻醉，还发明了"五禽戏"。江苏徐州有华佗纪念墓；沛县有华祖庙，庙里的一副对联总结了华佗的一生："医者剖腹，实别开岐圣门庭，谁知狱吏庸才，致使遗书归一炬；士贵洁身，岂屑侍奸雄左右，独憾史臣曲笔，反将厌事谤千秋。"

第一位：扁鹊。战国时期医学家，秦越人，又号卢医。据考证，约生于周威烈王十九年（前407），卒于赧王五年（前310）。善用"针石""服汤""熨"等治病，所著《扁鹊内经》《外经》早佚。扁鹊善于运用四诊，尤其是脉诊和望诊来诊断疾病。《史记·扁鹊仓公列传》中记述了与他有关的两个医案：一个是用脉诊的方法诊断赵子简的病，一个是用望诊的方法诊断齐桓侯的病。

第十二章 关于印发《我市加快中医药事业振兴发展实施意见》的通知

各乡镇人民政府、街道办事处，市政府各部门：

《我市加快中医药事业振兴发展实施意见》已经市政府第 12 次常务会议研究通过，现印发给你们，请认真贯彻执行。

兰溪市人民政府办公室

2017 年 9 月 20 日

（此件公开发布）

我市加快中医药事业振兴发展实施意见

中医药作为我国独特的卫生资源、潜力巨大的经济资源、具有原创优势的科技资源、优秀的文化资源和重要的生态资源，在经济社会发展中发挥着重要作用。随着我国新型工业化、信息化、城镇化、农业现代化深入发展，人口老龄化进程加快，健康服务业蓬勃发展，人民群众对中医药服务的需求越来越旺盛，迫切需要继承、发展、利用好中医药，充分发挥中医药在深化医药卫生体制改革中的作用，造福人类健康。为贯彻落实国务院《关于印发中医药发展战略规划纲要（2016—2030 年）的通知》（国发

〔2016〕15 号）和浙江省卫计委《浙江省中医药事业发展"十三五"规划》（浙卫发〔2017〕3 号）精神，加快我市中医药振兴发展，特提出本实施意见。

一、总体要求

（一）指导思想。全面贯彻党的十八大和十八届三中、四中、五中、六中全会及全国卫生与健康大会精神，深入贯彻习近平总书记系列重要讲话精神，牢固树立创新、协调、绿色、开放、共享发展理念，以深化巩固"全国基层中医药工作先进单位"建设为主线，着力推进中医药服务供给侧结构性改革，着力完善符合中医药特点的管理体制和政策机制，着力拓展中医药服务新兴业态，着力坚持中医药文化自信，着力促进中医药治理体系和治理能力现代化，紧紧围绕"健康兰溪"，建设"两富""两美"现代化兰溪为出发点和落脚点，全面增进和维护人民群众健康，为全市经济社会发展作出新贡献。

（二）基本原则。坚持以人为本、服务惠民，注重中医药服务的公平性和可及性，最大限度地满足人民群众中医药健康需求；坚持继承创新、突出特色，强化中医药原创思维，发扬中医药特色优势，在创新中不断形成新特色、新优势；坚持深化改革、激发活力，完善中医药发展体制机制，充分发挥市场在资源配置中的决定性作用，激发中医药发展的潜力和活力；坚持统筹兼顾、协调发展，促进中西医结合，注重城乡、区域均衡发展，增强中医药发展的整体性和系统性。

（三）发展目标。到 2020 年，实现人人基本享有中医药服务，中医医疗、保健、科研、教育、产业、文化各领域得到全面协调发展。中医药服务体系进一步完善，每千人口公立中医医院床位数达到 0.55 张，市中医院达到三级乙等水平；所有社区卫生服务机构、乡镇卫生院和 80% 村卫生室具备中医药服务能力，100% 的社区卫生服务站至少配备 1 名中医类别医师或能够提供中医药服务的临床类别医师；中医药在医改中的作用进一步增强，有利于中医药特色优势发挥的体制机制更加完善。中医药健康服务成为我市健康服务业重要组成部分。中医药人才教育培养体系更加健全，每千人口卫生机构中医类执业（助理）医师数达到 0.4 人。中医药产业现代化水平明显提高，中药材种植面积达到 1 万亩以上，以中医药为主的健康产业产值达到 50 亿元，成为我市国民经济重要支柱之一。

中医药治理体系和治理能力现代化水平显著提升，中医药服务领域实现全覆盖，中医药健康服务能力显著增强，在"治未病"中的主导作用、在重大疾病治疗中的协同作用、在疾病康复中的核心作用得到充分发挥。城乡居民中医药文化素养大幅提高，打造省内有影响的中医药文化品牌，努力实现中医药健康养生文化的创造性转化、创造性发展。中药工业智能化水平迈上新台阶，拥有具有国际影响的现代化中药名企，对经济社会发展的贡献率进一步提高，综合实力位居全省前列。

二、重点任务

（一）巩固"一个创建目标"。根据国家中医药管理局《全国基层中医药工作先进单位创建工作管理办法》，围绕我市深化巩固"全国基层中医药工作先进单位"的目标，进一步健全基层中医药服务体系，提升基层中医药诊疗水平，强化基层中医药队伍建设，探索基层中医药公共卫生服

务模式，更好地满足人民群众对中医药服务的需求。（卫计局、发改局、财政局、人力社保局）

（二）推进"五个行动计划"

1. 推进基层中医药服务能力提升行动计划。全面建成以市中医院为主体、综合医院等其他类别医院中医药科室为骨干、基层医疗卫生机构为基础、中医门诊部和诊所为补充、覆盖城乡的中医医疗服务网络。落实政府办医责任，坚持办好 1 所公立中医医院，支持市中医院建成三级中医医院。鼓励市中医院积极开展医联体建设，推行县乡一体化服务管理，实现基层中医药人员纵向流动。搞好基层医疗卫生机构"中医馆"升级提标，全市创建 16 个中医药特色乡镇卫生院和社区卫生服务中心"中医馆"。大力发展中医非药物疗法，每个社区卫生服务中心、乡镇卫生院能够按照中医药技术操作规范开展 6 类以上中医药适宜技术，每个社区卫生服务站、70% 以上的村卫生室能够按照中医药技术操作规范开展 4 类以上中医药适宜技术，基层医疗卫生机构中医诊疗量占同类机构诊疗总量比例不低于 30%。（卫计局、发改局、财政局）

2. 推进综合医院中医药服务补齐短板行动计划。市人民医院建立标准化中医科、中药房，中医床位不低于总床位的 5%，做到中医药服务设施设备齐全、人员配备合理，能够提供中药饮片、中成药、针灸、推拿、中药熏蒸等 5 种以上中医药服务，日均中医处方占全部处方 10% 以上。（卫计局）

3. 推进中医药医疗服务质量持续改进行动计划。优化中医医疗机构服务流程，推进中医诊疗模式创新，在市中医院建设 15 个多专业一体化诊疗服务平台，为患者提供多种技术和手段的中医药综合治疗。加强院内感染控制，规范中医病历和处方书写，推行中医临床路径工作。加强中医护理人员配备，提高中医辨证施护和中医特色护理水平，在市中医院创建7个"中医优质护理服务示范病区"。建立健全中药饮片管理长效机制，加强中药饮片采购、验收、保管、煎煮等管理，开展中药处方点评工作，强化中药饮片合理使用。建立中医医疗质量控制中心，强化重点病种及医疗技术质量管理，规范临床应用行为，提高中医临床疗效。建立健全符合中医特点的分级诊疗制度，完善以中医院为龙头的医疗联合体，促进优质中医医疗资源合理流动。（卫计局、市场监管局）

4. 推进社会办中医医疗机构扶优做强行动计划。鼓励社会力量优先举办非营利性中医专科医院，发展中医特色康复医院、护理院，提供中医特色的老年病等服务。引导社会办中医医疗机构达到二级中医专科医院标准，社会办中医医疗机构床位数占全市中医医疗机构床位数 20% 以上。支持有资质的中医专业技术人员特别是名老中医开办中医门诊部、诊所，对社会资本举办只提供中医药服务的中医门诊部、诊所，医疗机构设置规划和区域卫生发展规划不做布局限制。改革传统医学师承和确有专长人员执业资格准入制度，允许取得乡村医生执业证书的中医药一技之长人员在乡镇和村开办中医诊所。鼓励药品经营企业举办中医坐堂诊所。保证社会办和政府办中医医疗机构在准入、执业等方面享有同等权利。（卫计局、发改局、财政局、市场监管局）

5. 推进"互联网+"中医医疗智慧共享行动计划。按照"中医馆"健康信息平台工程部署，依托市人口健康信息平台，建立市级中医药智慧云服务中心，设立市级中医药综合决策辅助支持系统，全面覆盖公立中医医疗机构和基层医疗卫生机构。加快市中医院信息化示范建设，推进以电子病历为基础的中医医院信息系统建设，打造成为"智慧云"医院，积极开展网上预约挂号、候诊提醒、诊疗报告查询、药品配送等便捷服务。加强基层医疗卫生机构信息化建设，建设16个数字化"国医堂"和"中医馆"，与各级医疗机构互联互通，实现中医远程会诊、双向转诊、远程培训等功能。拓展中医药公共卫生服务信息系统功能，65岁以上老年人、0-36个月儿童、孕产妇和慢性疾病患者信息系统管理率达到95%以上。（卫计局、财政局）

（三）实施"十项重点工程"

1. 实施中医药临床优势培育工程。强化市中医院服务能力建设，把市中医院建设成为区域中医医疗技术指导中心，建成国家和省级重点中医专科2个以上，明显提高重大疑难疾病、急危重症的中医诊疗水平，服务半径进一步扩大，整体实力跨入全省先进列。推进标准化县级中医医院建设，重点加强内科、外科、妇科、儿科、针灸、推拿、骨伤、肿瘤、康复等中医特色专科和临床薄弱专科建设，实现省级和市级重点专科全覆盖，提高常见病、多发病、慢性病的中医诊疗能力，做好重大疑难疾病向上转诊服务。努力完成中医药适宜技术推广平台建设任务，做好全市基层中医药适宜技术培训工作。建立健全中医药参与突发公共事件应急网络和应急救治工作协调机制，提高中医药应急救治和重大传染病防治能力，发挥中医药在应急救治和重大传染病防治中应有的作用。（卫计局、财政局）

2. 实施中医药"治未病"健康工程。在市中医院设立"治未病"中心，在基层医疗卫生机构设立"治未病"指导室，为群众提供中医健康咨询评估、干预调理、随访管理等服务。创建一批中医药特色健康管理社区（乡镇），对家庭医生开展中医药知识培训，采用中医药手段对居民进行连续性全程健康管理。规范实施国家基本公共卫生中医药健康管理服务项目。对健康指导员开展中医养生保健知识培训，推广融入中医"治未病"理念的健康工作和生活方式。强化各级疾病预防控制机构中医工作职能，发挥中医药在慢性病和传染病预防保健服务中的作用。支持社会力量举办中医养生保健机构，实现集团化发展或连锁化经营。鼓励中医医疗机构、中医医师为中医养生保健机构提供技术和人力支持。鼓励中医药机构利用生物、仿生、智能等现代科技，研发保健食品、用品和器械器材。（卫计局、财政局、市场监管局）

3. 实施中医药传承创新工程。加强中医药理论方法继承，建设名老中医药专家传承工作室，在乡镇卫生院和社区卫生服务中心设置基层名中医工作室，举办名老中医学术思想研讨会，整理出版名医名家医案集，推动中医古籍数字化。做好传统制药、鉴定、炮制技术及老药工经验的挖掘整理，形成规范、传承推广。加强中医药传统知识保护和利用，依托市中医药学会，对民间传统秘方和验方进行收集、筛选和论证，对分布在基层、民间的中医药传统知识进行抢救性调查、挖掘和整理，建立我市民间中医药保护名录。完善中医药科技创新体系，进一步抓好市中医院针推科、肾病科等一批重点科室建设，推行中医药科研课题立项、科研成果评审同行评议制度。做好重大疑难疾病、重大传染病的联合攻关和常见病、多发病等防治研究。支持浙江康恩贝集团有限公司、浙江天一堂药业有限公司、浙江一新制药股份有限公司等中药企业探索适合中药特点的新药开发新模式，推动重大新药创制。鼓励中药企业和医疗机构合作，研发基于经典名方、医疗机构

中药制剂等中药新药。（卫计局、财政局、市场监管局、经信局、科技局）

4.实施中医药人才队伍扩量提质工程。深化中医药师承教育，鼓励医疗机构发展师承教育，建立传统中医师管理制度，支持名老中医和长期服务基层的中医药专家通过师承模式培育多层次的中医药骨干人才，实现师承教育常态化和制度化。加快中医药高层次人才引进和培养，培养10名学科带头人。实施中医住院医师规范化培训，力争中医类别全科医师占基层中医师总数的60%。完善中西医结合人才培养政策，鼓励西医脱产学习中医。依托浙江中医药大学成教学院与我市卫生进修学校联合办学的经验，建立我市基层中医药技术骨干进修培训基地，利用我市中医教育历史上"兰溪中医专门学校"的影响力，创新中医药学历教育、毕业后教育和继续教育的制度和模式，完善定向培训、按需培训、持续培训的基层人才队伍建设体系，积极谋划引导社会资本投资恢复举办"兰溪中医专门学校"，实施农村定向中医学生培养。发展中医药职业教育，培育中医药技术技能型人才。完善中医药人才评价机制，评选命名一批市级名中医和青年名中医，在编制、待遇（工资、养老金、年金）等方面健全吸引、稳定中医药人才的保障和激励机制。（卫计局、市编办、财政局、人力社保局、教育局）

5.实施中医药与养老服务深度融合工程。市中医院加挂"区域老年护理中心"牌子，积极参与养老机构医养结合协作，依托中医药医疗资源建立中医药健康养老服务实训基地，鼓励中医医师在养老机构提供咨询和调理服务，延伸服务性能，更好地满足社会老龄化的医疗需求。鼓励社会资本新建以中医药健康养老为特色的护理院、疗养院，均衡设置中医药特色医养结合示范机构。推动基层医疗卫生机构和中医医疗机构将中医药服务延伸至社区和家庭,面向老年人推广中医药养生保健文化和中医养生功法。创新老年人中医特色健康管理,研究开发多元化多层次的中医药健康管理服务包。(卫计局、发改局、财政局、民政局、人力社保局)

6.实施中医药健康旅游服务品牌示范工程。挖掘李渔、诸葛亮、黄大仙等中医药健康文化元素,整合我市丰富的自然资源、深厚的中医药资源,推动中医药健康服务与旅游服务有机融合,形成体验性强、参与度广的中医药健康旅游产品体系,大力开发中医药观光旅游、中医药文化体验旅游、中医药养生体验旅游、中医药特色医疗旅游、中医药疗养康复旅游等旅游产品。依托诸葛八卦村著名旅游风景区中医药文化、中医院、中药企业、兰溪瀫西药业公所、博物馆、中华老字号名店以及中药材种植基地、药用植物园、药膳食疗馆等资源,开发中医药特色旅游路线。(旅游局、卫计局、发改局、财政局)

7.实施优质中药材种植培育壮大工程。加强中药资源的保护和合理利用,实现中药材产业持续发展与生态环境保护协调发展,加强中药材生态种植。依托现代农业的发展,以基地化、规模化、产业化、标准化为导向,鼓励浙江康恩贝集团有限公司、浙江天一堂药业有限公司、浙江一新制药股份有限公司等到优势中药工业企业,积极推进芙蓉、银杏、三叶青、杭白菊等到我市特色中药材基地建设;推进铁皮石斛、巴西人参等到主业的高瑞养生中药材种植基地建设;依托高校科研院所,进行芙蓉、银杏、三叶青的优良种子选育和推广工作,实施GMP规范化、规模化种植,扩大种植规模效益。打造并提升"兰药之乡"在全国的影响力。建设集中药材种植、加工、销售、观光、药膳为一体的现代农业园区,提高中药材资源综合利

用水平，发展中药材绿色循环经济。（农林局、发改局、财政局、科技局）

8.实施中药健康工业转型升级工程。加大对浙江康恩贝集团有限公司、浙江天一堂药业有限公司、浙江一新制药股份有限公司、英特中医药物流基地等中医药企业的支持力度，推进全市中药企业数字化、网络化、高端化、智能化建设。争取"省医药制剂重点品种培育工作"对我市重点企业的支持力度，做到"一企一策"精准帮扶。推动产学研合作，优化产学研政策框架，成立产学研合作资金，推进本市医药健康企业与浙江大学、浙江工业大学、浙江中医药大学、省科院等建立战略合作关系，建立科研合作基地，开发具有自主知识产权的中药创新药物和中药新剂型，加快推动中药注射剂、中药软胶囊、中药颗粒等中药制剂发展，培育一批治疗常见病、重大疾病的现代中药创新品种和复方制剂。加强中药新品种、现代中药、组方中药制剂、天然药物的研发和产业化。鼓励通过产权制度改革和企业兼并、重组、联合等多种形式做大做强一批中医药龙头企业。加快推进我市现代中药产业聚集区建设。积极稳妥推进中药配方颗粒研发生产试点，促进优势中药材资源开发规范化、集约化发展。支持大品种二次开发，研制一批疗效确切、安全性高、有效成分明确、作用机理清晰的中药产品，形成一批具有国际竞争力的名方大药。鼓励有条件的中药企业开展对外交流合作，支持企业申请国际认证、国际专利及海外上市，推动中药走向国际市场。壮大保健品、健康产品等到中医药衍生产业，以康恩贝保健品有限公司、天一堂科技发展有限公司等为依托，大力推进以浙产特色道地药材为主要原料的保健食品、健康饮品、特殊医学用途配方食品等中药大健康产品的开发和生产。（经信局、发改局、财政局、科技局、市场监管局）

9. 实施中医药健康文化素养提升工程。推进中医药文化传播，修缮兰溪瀫西药业公所、筹建张山雷纪念馆暨中医药博物馆，打造我市中医药文化品牌。搞好中医药文化示范医院创建活动，市中医院建立一个不少于100平方米的中医药文化知识宣传园地，大力倡导"大医精诚"核心价值理念和弘扬张山雷学术思想。充分发挥中医药在全民健康促进中的作用，进校园、进社区、进乡村、进家庭活动，推广太极拳、八段锦等项目。依托现有公园设施建设中医药文化主题公园。结合美丽乡村建设，推进中医药文化墙进乡村。发展中医药文化产业，创作一批中医药文化科普创意产业和文化精品，促进中医药与广播影视、新闻出版、数字出版、动漫游戏、旅游餐饮、体育演艺等有效融合，发展新型文化产品和服务，培育一批知名品牌和企业。（卫计局、财政局、文化局、综合行政执法局）

10. 实施中医特色康复服务提升工程。促进中医特色康复服务机构发展，依托开展省科技惠民项目有利条件，扩大我市中医药特色的三级康复服务体系建设规模，覆盖全市所有乡镇街道。进一步完善康复服务标准及规范，促进中医技术与康复医学融合，推动各级各类医疗机构开展中医特色康复医疗、训练指导、知识普及、康复护理、辅导服务。建立市中医医院与基层康复机构双向转诊机制，在社区康复机构推广适宜中医康复技术，提升社区康复服务能力和水平，让群众就近享有规范、便捷、有效的中医特色康复服务。出台扶持中医药特色康复项目倾斜政策，确保中医药三级康复建设项目顺利实施。（卫计局、发改局、财政局、人力社保局）

三、保障措施

（一）加强组织领导。成立市振兴中医药工作领导小组，建立市中医药工作联席会议制度，由市政府主要领导担任组长，设立联席会议办公室，统筹制定中医药发展政策，协调解决重大问题。加强对中医药工作的督导检查和跟踪调查，及时发现、解决重大情况和问题。把中医药发展纳入国民经济与社会发展整体规划，制定中医药事业发展的规划，健全完善中医药发展统筹协调机制和工作机制。落实促进中医药发展的政策。

（二）落实扶持政策。落实政府对中医药事业投入支持政策。切实落实《中华人民共和国中医药法》《浙江省发展中医条例》和省政府《关于进一步促进中医药事业发展的意见》精神，加大对中医药事业的投入，确保经费逐年增长。在安排经费时，给予中医医疗机构重点支持和倾斜，保证中医经费增长比例高于卫生事业费的增长比例，中医经费占卫生事业经费的比例逐步达到10%以上。市财政每年安排500万元设立中医专项补助经费，重点用于基层中医药服务能力提升工程、中医适宜技术推广、名老中医工作室建设、重点专科建设、中医药人才培养等，解决中医药事业发展中的困难。凡符合定点医疗机构条件的中医医疗机构，可申请基本医疗保险、城乡居民基本医疗保险定点机构，符合条件的中医药诊疗项目（针灸推拿）、院内中药制剂、中药品种（含中成药、中药饮片）纳入报销范畴。逐步提高医疗保险参保人员在市本级及以下定点医疗机构就诊时中药饮片、院内中药制剂、针灸推拿等传统中医药服务项目的报销比例。

（三）强化监督管理。建立健全中医药监管机制，重点监管服务质量，严肃查处违法行为。建立不良执业记录制度，将中医药机构及其从业人员诚信经营和执业情况纳入统一信用信息平台，倡导行业自律，推进中医药服务标准应用，为政府监管提供技术保障和支撑。加强行业组织建设，强化服务监管。发挥行业组织在行业咨询、标准制定、行业自律、人才培养和第三方评价等方面的重要作用。

（四）营造良好氛围。加强舆论宣传引导，充分利用广播、电视、报刊、网络等媒体，建立多层次、广覆盖的中医药文化传播渠道，全面宣讲中医药发展政策，普及中医药文化和养生保健知识，使广大群众更多地了解中医药、接受中医药、支持中医药，奠定坚实的群众基础。开展中医药文化宣传和知识普及活动。弘扬"大医精诚"理念，加强职业道德建设，不断提升从业人员的职业素质。切实关心和爱护中医药人员，选树先进典型，弘扬新风正气，凝聚推动中医药改革发展的强大动力。

后记

　　兰溪中医药历史源远流长，古称"流丹之溪"，是国历史上著名的"药都"之一，也是黄帝、葛洪、桐君的炼丹处和民间传说黄大仙的出生地。近年来，国家逐渐重视传统医药的发展，尤其重视中医药文化建设。作为中医药学之根基和灵魂的中医药文化，集中体现了中医药学的本质与特色，并涵盖哲学、宗教、历史、地理、文学等多学科文化，是传统文化的宝库之一。随着我国经济社会快速发展和全民健康意识的提高，中医药文化建设工作迎来重大发展机遇。"十一五"期间，中医药文化建设首次纳入中医药工作重点任务之中并得到快速发展。为贯彻落实十七届六中全会关于推进社会主义文化大发展大繁荣的重要精神，国家中医药管理局正式印发了《中医药文化建设"十二五"规划》。作为中华优秀传统文化的重要组成部分，与时俱进地大力发展中医药文化，是促进中医药事业科学发展的重要举措，也是弘扬中华优秀传统文化的重要任务。

　　然而，随着现代科技的发展和西方文化的涌入，中医药文化正面临传统文化式微、受现代医学冲击、传承后继乏人、走入现代化误区等问题，一度产生中医"失语"、中医"西化"的倾向。学界认为，中医药学在发展过程中遇到的种种问题，究其根本是对文化的认知问题。近百年来，世界列强称霸，中国门户分化，西洋医学伴随帝国主义文化输入蜂拥而至，中医学与祖国命运一样，几经摧残，饱受创伤。但诸葛氏后代遵循先祖"不为良相，便为良医"的古训，四面出击，把祖国的中医药源源不断地输送到江南的角角落落，让识草的兰溪人誉满江南，经久不衰。清朝末年，祖国外受列强侵侮，内有军阀割据，战乱频繁，群众流离失所，疾病丛生。清政府只知横征暴敛，对人民的疾苦漠不关心，中医事业奄奄一息，有志于中医事业的张山雷先生慕名来兰溪帮助创办中医专门学校，进一步发扬国粹。在他15年苦心孤诣下，毕业学生600余人，让濒临消失的中医中药事业有了新的发展契机，更让兰溪人"近水楼台先得月"。兰溪的中药店遍布江南各地，兰溪中医专门学校的毕业生分布于江、浙、皖、赣、闽和上海五省一市，使兰溪成为传承中医中药文化的摇篮。

据有关文献显示，中医以中华民族传统文化为母体，以医疗和保健行为为主体，以社会大众为受体。《黄帝内经》标志着中医生命与疾病知识体系的形成。中医起源于传说中的远古黄帝、岐伯时代，历经史前、夏商周、春秋战国、秦汉、魏晋南北朝、隋唐、宋元、明代至清代中叶、清代中叶至民国，共9个历史周期，直至中华人民共和国成立并进入21世纪。中医始终坚持"以人为本、效法自然、和谐平衡、济世活人"的核心理念，以医疗保健服务及其历代累积的文物、医案、医论、医话、医具等为主要表现形式，一脉相承，源远流长。

到目前为止，在绚烂的传统文化长卷中，中医药文化仍是浓墨重彩的一笔。在兰溪，"天一堂"等中医药老字号承载了历史悠久的中医药文化，成为全国最具历史风貌、人文特征、观赏价值的中华老字号。中医的健康理念、传统制剂方法、诊疗手段、养生文化等，深深烙下了传统文化与时代变迁的印记，并渗透到人们日常生活与民俗节庆中。如春节前清扫居室，端午节于门前悬挂艾叶和菖蒲、饮用雄黄酒以及采集青木香、旋复花、夏枯花，六月初六曝晒衣物和书籍，重阳节登高、吃粉干、采茱萸、饮菊花酒，腊八节食腊八粥，冬至吃荞麦猪肝等，都包含着丰富的中医药观念和知识。

传统的中医药文化传承主要是师承、家传与官办教育相结合。今天兰溪的诸葛村仍保留了极为传统的中医药传承文化。该村保存了完好的明清民居建筑群落，整个村落呈八卦状布局，现有诸葛氏嫡传后裔 2500 余人。在代代生息繁衍中，诸葛后裔遵循"不为良相，便为良医"的古训，养德明志，励精图治，致力于药业经营，曾以其传统中药业优势称雄江南中药市场 700 余年。他们父子相承、师徒相传、亲邻相带，形成了享誉全国中药界的以诸葛氏为代表的"兰溪药帮"。

从全国来看，流派林立是中医药学发展史上的一个鲜明特色。据学者介绍，不同的地域形成了不同的学术流派，其间的相互争鸣与渗透，又进一步促进了中医药学的发展，最终形成了中医药学"一源多流"的发展格局。

中医药学作为人们认识和改造自然的一种科学技术，本身就是一种文化，是文化的一种具体形态。历史悠久的中医药文化，不单指作为科学技术本身的中医和中药，更包括这种科学技术所特有的社会形式、文化印记，其中包含哲学、天文学、历算学、气象学、地理学、生物学、社会学、心理学等多学科知识，涵盖内容极广。

对于中医药文化的本质和内涵，北京中医药大学中医药文化研究与传播中心主任毛嘉陵认为，文化是人类智慧成果和实践活动的概括，文化的三大核心是观念、认知思维和行为方式。就中医药文化来说，这三大核心依次为天人合一、和谐共生的观念，象思维、直觉思维、模糊思维等认知思维模式，以及道法自然、以平为期的行为方式。中医药文化是中国人对身体健康和疾病所特有的智慧成果和实践活动的概括，包括了生死观、健康理念、认知思维，以及学术术语、诊疗方式、药物处方、医德医患、服务体系等。

近年来，学者从不同角度对中医理论内涵的思维方式、研究方法、理论形态的研究，成为中医药文化研究的核心部分，也就是中医哲学研究。

针对近年来中医药文化式微的问题，中国哲学史学会中医哲学专业委员会副会长刘长林认为，中医的认识论和哲学基础跟西方现代科学是不一样的，中医面临的不是医学问题，而是哲学问题。中医具有综合性的特点，它和中国的天文学、人类学、风水学、地域学等都有关系。它是生态科学，讲究天人合一，既能创造丰富的物质财富，又能使社会关系和谐。中医是中华文化的一部分，对道家、儒家哲学里面的认识论甚至价值论的理解，都必须和中医的历史以及中国传统科学的发展衔接起来。如果要推动中国传统哲学的研究，中医是一个重要的切入点。

南京中医药大学教授薛公忱认为："中医药问题的实质是文化问题。现在很多人质疑中医，很大程度上是因为对古代文化的思维方式不理解。"中医药的合理性与局限性，都能从传统文化中得以解释和说明。所以发展中医药学，必须搞清其中含有哪些传统文化因素，搞清其合理性和局限性。中医药学的思维方式主要是古代传统思维方式，即"象思维"，"象"可以理解为现象、共象、意象。"象思维"是"悟"，"望闻问切"便是通过现象观察本质。当前树立文化自觉性，首先要对中华文明的传统文化自觉，从中医入手，宣传传统文化；同时也要从传统文化入手，帮助宣传中医药文化。

资料显示，有关中医药文化的研究早已有之，如任继愈的《中国古代医学和哲学的关系——从＜黄帝内经＞来看中国古代医学的科学成熟》，冯友兰的《先秦道家思想与医学的关系》等。然而，这些研究主要关注的是中国传统科技所反映出的中国传统思想观念的根本性质与价值，中医药文化并未被系统地置于广泛的文化视野中进行考察。中医药界对中医药文化的研究也是从医学史及文献学研究的角度出发，"中医药文化"并没有作为特定概念被提出。

20 世纪 80 年代，随着中国传统文化研究热潮的兴起，学术界开始形成中医药文化研究热。随之，各地相继成立了中医药文化研究中心。1994 年，南京中医药大学成立中医文化研究中心，是国内最早成立的中医文化研究机构。1999 年，北京中医药大学中医文化研究中心成立。2002 年，山东中医药大学中医药文献与文化研究中心成立。河南、上海、福建、湖南等中医院校也加强了中医药文化基地的建设。

2005 年在全国第八届中医药文化研讨会上，首次明确了"中医药文化"的初步定义：中医药文化是中华民族优秀传统文化中体现中医药本质与特色的精神文明和物质文明的总和。研究中医药文化，就是以中国哲学、文学、史学为基础，以中医典籍、中医名家、中医文物、中医史迹为对象，研究中医理论与临证发展规律，中医名家学术思想，中医道德观念、价值取向和行为规范。

据薛公忱介绍，全国的中医药文化研究大致经历了两个阶段：一是分

散研究探索阶段 (1980—2010 年)。这时期，中医药文化研究主要以个人、团队、研究机构为主体向省级、国家级有关机构申请课题来展开，就国家层面而言，尚没有全国性的规划指导研究。二是专题指导阶段 (2011 年至今)。"十二五"期间，国家大力支持中医药发展。近两年，卫计委、中医药管理局把中医药文化列入相关文件中。国家哲学社会科学的课题指导中也出现了有关中医药文化的课题。最近，"中医文化核心价值体系及其现代转型研究"被列入国家社科基金重大课题，南京、北京、上海等地的中医药大学及中国中医科学院都在积极申请相关课题。

2017 年 7 月 1 日，中国的中医药界发生了让人沸腾的一件事——我国首部《中华人民共和国中医药法》正式施行，中医药正式迈入了有法可依的时代。在新的法律中，令人期待的一条就是开辟了通过实践技能及效果考核就有机会获得中医医师资格的新途径。

目前，相关学者和科研机构对中医药文化的研究尚处于初级阶段，理论探索还不成熟，未形成权威的中医药文化学体系。因此，中医药文化学的建构，将会给中医药文化研究带来质的飞跃。

近年来，围绕中医发展战略问题出现了较大范围的争论，其中提的最响的口号是"中医现代化"。人们对中医现代化本身并无异议，可是对如何现代化，却是见仁见智。争议焦点主要集中在到底什么是中医现代化，以及中医和西医、现代科学的关系问题。

一些研究者认为，中医的现代化就是与现代科学、现代医学接轨，以客观、规范、定量、精确为基本要求，将中医的概念、理论作客观化、定量化研究，采用实验、实证、分析的方法，使抽象的中医成为一门标准、具体的科学。简言之，中医现代化就是中医科学化。针对这种观点，很多学者提出不同意见，进行反驳。

北京中医药大学管理学院院长张其成认为，中医现代化问题已构成一个悖论，那就是中医学要现代化就必须科学化，就要丢弃自己的特色；而不现代化则意味着在现代科学技术面前难以保持自己的特色。对此，他主张中医应当也只能按照中医本身规律发展，中医的当务之急不是去设法求证自己是否科学，而是要集中精力区分其优势和劣势，扬长避短。

中国科技信息研究所课题组先后做了"中药现代化发展战略研究""中药产业现代化发展战略研究"等中医药领域数项国家级研究，课题组对中西医学两种不同理论体系做了比较研究，认为中医药学只有走自主发展创新之路才能振兴。中国中医科学院中医现代化发展战略研究项目组承担了国家中医药管理局重点项目"中医现代化发展战略研究"，该研究明确了中医现代化的发展目标，提出中医现代化战略选择，对制定中医现代化发展政策和策略具有重要的参考价值。然而，在具体的医药实践中，中医药现代化仍存在很多误区，如怀疑中医科学性，中医院校用西方模式研究中医，"中药西用"就是现代化，对中医症候和方剂进行标准化处理等。

中医现代化不是西医化，也不是单纯科学化，而是与时俱进、自我完善、辩证发展的历史过程，其关键是吸取和消化现代先进科学技术和人文文化，促进其内在变革，加强和提升其临床特色和优势，使之真正符合现代生理、心理、社会模式，满足人们防治疾病、延年益寿、提高生命质量的需要。

为进一步推动中医药健康养生文化创造性转化和创新性发展，提升中医药文化的凝聚力、影响力和竞争力，增强中医药行业文化自信，发挥中医药文化对事业发展的引领作用，推动中医药全面协调可持续发展，国家中医药管理局 2016 年 12 月 19 日发布了《国家中医药管理局关于印发中医药文化建设"十三五"规划的通知》，加上《中医药发展战略规划纲要（2016-2030 年）》《中医药发展"十三五"规划》等，必将推动我国中医药事业的大力发展，使中医药科技文化发扬光大。中医药是中华优秀传统文化的瑰宝，是打开中华文明宝库的钥匙。繁荣发展中医药文化，对于推进中国特色健康文化建设，提升人民群众健康文化素养，构建中华优秀传统文化传承体系，推动我国与"一带一路"沿线国家的人文交流与民心相通等方面具有重要意义。